医务工作者职业健康与安全项目开发实施指南

世界卫生组织　国际劳工组织　**编　著**

中国医学科学院北京协和医学院　**组织翻译**

张　敏　**主　译**

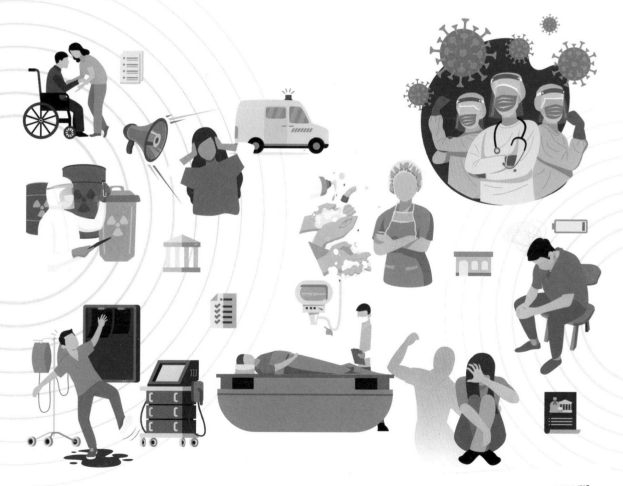

科学出版社

北 京

内 容 简 介

　　本指南旨在为国家、地方和医疗机构提供医务工作者职业健康与安全项目的开发和实施指导。指南强调在卫生部门中实现健康和安全的工作环境的重要性，并结合国际经验，提出了不同层面项目的关键要素和可交付成果，阐明了项目开发和实施的实用建议和具体步骤，并在附录中提供了"关于医疗卫生部门职业健康与安全现况的报告大纲"和"医务工作者职业健康与安全的国家政策"两个模板。本指南具有系统性、包容性、可操作性、协调性、动态性的特点。

　　本指南面向国家、地区和机构不同层面，可供医务工作者职业健康与安全相关技术专家、人力资源管理者、健康与安全委员会成员及其他工作人员使用，也可供机构管理者、职业卫生服务提供者、劳动者与用人单位的代表及其他利益相关方使用。

图书在版编目（CIP）数据

医务工作者职业健康与安全项目开发实施指南 /世界卫生组织，国际劳工组织编著；张敏主译. —北京：科学出版社，2024.3

书名原文：CARING FOR THOSE WHO CARE: Guide for the development and implementation of occupational health and safety programmes for health workers

ISBN 978-7-03-078276-2

Ⅰ.①医… Ⅱ.①世… ②国… ③张… Ⅲ.①医药卫生人员–劳动卫生–项目开发–指南 ②医药卫生人员–劳动安全–项目开发–指南 Ⅳ.①R192-62

中国国家版本馆CIP数据核字（2024）第058031号

责任编辑：杨小玲　张艺璇 / 责任校对：张小霞
责任印制：肖　兴 / 封面设计：吴朝洪

科 学 出 版 社 出版
北京东黄城根北街16号
邮政编码：100717
http://www.sciencep.com

北京中科印刷有限公司印刷
科学出版社发行　各地新华书店经销

*

2024年3月第 一 版　开本：880×1230　1/16
2024年3月第一次印刷　印张：6 1/2
字数：210 000
定价：98.00元
（如有印装质量问题，我社负责调换）

译者名单

主　译　张　敏

译　者　贺楚宁　汤宇婷

（中国医学科学院北京协和医学院群医学及公共卫生学院）

致　谢

本指南在世界卫生组织（World Health Organization，WHO）环境、气候变化与卫生部门的 Ivan Dimov Ivanov 和国际劳工组织（International Labour Organization，ILO）行业政策部门的 Christiane Wiskow 领导下开发，手稿由 WHO 的 Dorothy Ngajilo 准备，由 David Bramley 完成技术编辑。

WHO 不同技术领域的工作人员和顾问在不同阶段做出了宝贵贡献，他们是：Catherine Kane 和 Giorgio Cometto（卫生人力）；Neelam Dhingra-Kumar、Nikhil Gupta 和 Ayda Abdien Hago Taha（患者安全）；Yonah（Eric）Amster、Gwen Brachman 和 Shubhendu Mudgal（职业卫生）；Andreea Capilna 和 Alice Simniceanu（感染预防与控制）；Carlos Corvalan 和 Elena Villalobos Prats（气候变化）；Shalini Desai 和 Stephanie Shendale（免疫与疫苗）；Berit Kieselbach 和 David Meddings（暴力和伤害）；Aiysha Malik（精神健康）；Nana Afriyie Mensah Abrampah 和 Shamsuzzoha Babar Syed（护理质量）；Maria Ruseva（公共卫生服务）；Arabella Hayter 和 Margaret Montgomery（水和卫生）；Maria Purificacion Neira（公共卫生和环境）；Maria Del Rosario Perez 和 Emilie van Deventer（辐射）；Rola Al-Emam（水、卫生、废物处理和职业卫生，WHO 的东地中海地区办公室）；Julietta Rodriguez-Guzman（劳动者健康，泛美卫生组织/WHO 美国地区办公室）。

ILO 如下工作人员为本指南做出了贡献，他们是：Halim Hamzaoui 和 Joaquim Pintado Nunes（劳动管理、劳动监察和职业安全与健康处）和 Maren Hopfe（行业政策部门），为编写提供了技术投入；Magdalena Bober（用人单位活动局）、Ursula Kulke 和 Victor Hugo Ricco（劳动者活动局），审查了该手稿。

为本指南的开发和技术审查做出贡献的外部专家是：Marianna Agaba，乌干达性别、劳工和社会发展部；Baba Aye，法国国际公共服务；Joseph Birago，坦桑尼亚联合共和国卫生、社区发展、性别、老年与儿童部；Rafael Buralli，巴西劳动部；Claudio Colosio，意大利米兰大学；Lovelace Digber，加纳卫生服务；Carlos Eduardo Ferreira Domingues，巴西劳动部；Joanna Gaitens，美国巴尔的摩马里兰大学；Rima Habib，黎巴嫩贝鲁特美国大学；Fatma Al Hakmani，阿曼卫生部；David Jones，南非国家职业健康研究所；Sylvère Kev，多哥健康、公共卫生和人人享有卫生保健部；Melissa McDiarmid，美国巴尔的摩马里兰大学；Nicholas

Parkinson，爱尔兰卫生服务；Shriti Pattani，英国公共卫生所；Fiona Potter，大不列颠及北爱尔兰联合王国职业安全与健康研究所；Dulani Samaranayake，斯里兰卡科伦坡大学；Somkiat Siriruttanapruk，泰国公共卫生部；Valeriano Timbang Jr，菲律宾卫生部；Annalee Yassi，加拿大不列颠哥伦比亚大学；张敏，中国医学科学院北京协和医学院；Muzimkhulu Zungu，南非职业健康国家研究所。

国际护士理事会和国际职业健康委员会提出了宝贵的意见。

美国疾病控制与预防中心的国家职业安全与健康研究所根据其与WHO的合作协议（CDC-RFA-OH-17-1701）、德国联邦卫生部（BMG德国）根据其《BMG-WHO合作项目2020—2023》，为本出版物的准备工作提供了资金支持，本出版物的内容由WHO和ILO负全责，并且不代表上述任何捐助者的官方意见。

译者前言

医务工作者承担着守护人类健康的崇高使命，然而，他们同样会遭受由工作带来的健康问题。在促进人人享有健康的大前提下，医务工作者应该享有健康与安全的工作条件。为了应对这一全球性挑战，2022年，世界卫生组织和国际劳工组织联合出版了技术指南 *Caring for those who care: guide for the development and implementation of occupational health and safety programmes for health workers*。

Occupational Health and Safety Programmes 既可以翻译为"职业健康与安全规划"，也可以翻译为"职业健康与安全项目"，考虑到指南内容在中国的普遍适用性，本指南采纳后者。医务工作者职业健康与安全项目旨在预防工作期间发生的、与工作相关的或由工作导致的疾病和伤害，为保护医务工作者健康、安全和福祉的措施提供框架和机制，从而实现健康和安全的工作环境。这不仅有助于提升医疗服务质量，保障患者安全，还能促进医务工作者的职业稳定性和工作环境的可持续性，应该成为卫生部门核心工作的一部分。

本指南包括两部分：

第一部分分别从国家、地方和机构层面描述了医务工作者职业健康与安全项目的关键要素。

第二部分则基于各国经验，为国家、地区的当局和机构的管理者提供了制定和实施医务工作者职业健康与安全项目方面的可操作性建议，给出具体、动态、可参考的8个开发步骤和5个实施步骤。

此外，指南还在附录中提供了"关于医疗卫生部门职业健康与安全现况的报告大纲"和"医务工作者职业健康与安全的国家政策"两个实用模板。

在中国，医务工作者的职业健康与安全保护工作正处于一个关键的发展阶段。随着医疗体系的快速发展、人口老龄化的加剧、疾病谱的变化，医务工作者面临着巨大的工作压力和职业风险。特别是在新冠疫情期间，医务工作者不仅要应对高强度的工作压力、不良的工作组织，还要面对感染风险和心理健康问题。

值得一提的是，本指南在3.4部分以方框18的形式，介绍了世界卫生组织和国家劳工组织技术工具HealthWISE，引用我在国际专业网络发表的文献，分享了HealthWISE自2016年起在中国推广应用的实例，这是中国职业健康实践步入国际标准的可喜进展。

为应对挑战，我国政府制定了一系列法规和政策，以确保医务工作者职业健康与安全权益得到有效保障。在"十四五"期间，中国发布了《国家职业病防治规划（2021—2025年）》，旨在通过改善工作场所劳动条件、规范劳动用工管理、控制重点职业病等措施，提升职业健康服务能力和保障水平。《中华人民共和国基本医疗卫生与健康促进法》于2020年6月1日起正式施行，作为中国卫生健康领域的基础性法律，该法律为医疗卫生人员的权益提供了法律保障，强调了国家对医疗卫生人员的培养、使用和保护，确保他们能够在一个安全和健康的环境中工作。《中华人民共和国医师法》于2022年3月1日起正式施行，进一步强化了医师的合法权益保护，明确了医师在执业过程中的权利和义务，规定了医师在紧急情况下的医疗行为免责，以及对医师人格尊严和人身安全的保护措施。在抗击新冠疫情中，党中央、国务院快速出台了一系列涉及职业健康和安全的政策措施，2021年5月，经国务院同意，国家卫生健康委、人力资源社会保障部、财政部联合发布的《关于建立保护关心爱护医务人员长效机制的指导意见》。这些政策通过提供良好的工作条件、维护身心健康、落实待遇职称政策、加强人文关怀、创造安全的执业环境等措施，确保医务工作者能够在一个支持性和尊重性的环境中工作。

然而，现有的各级职业健康与安全体系尚不能完全满足医疗卫生工作者群体的需求，尤其是在心理健康支持、工作场所安全文化建设，以及职业伤害预防等方面。鉴于本指南的制定是立足于全球多元化的社会经济发展背景、职业健康服务模式及医疗卫生工作者管理体制，建议读者侧重于理解其基本原则、实施理念和技术要点，结合当地实际借鉴国际经验。我们相信，通过国际经验和中国实际情况相结合，可以建立起更加完善的职业健康与安全体系。

本团队已经翻译并出版了国际劳工组织编著的《工作中的暴力》、国际劳工组织和世界卫生组织编著的《改善医护人员工作条件行动手册》《改善医护人员工作条件师资指南》等著作，牵头起草了《血源性病原体职业接触防护导则》等国家标准，推进职业性艾滋病被正式列入国家职业病目录的进程，出版了《血源性病原体职业接触防护导则（GBZ/T 213—2008）实施应用指南》《常见化学毒物职业危害防护指南》等著作，参与包括本指南在内的多部国际指南及标准的制定。而中文版指南的出版，将进一步充实我国职业健康领域的知识资源。通过将国际先进的理念和实践引入中国，为我国的卫生行政部门、医疗卫生机构管理者、职业卫生服务提供者，以及劳动者和用人单位的代表提供建议。我们期待，通过多方的共同努力，能够为医务工作者创造一个更加安全、健康的工作环境，提升医疗服务的整体质量，最终实现全民健康的目标。

受译者英文、中文语言和学术水平的限制，译稿难免会出现错漏，恳请读者批评指正。

张 敏

医学博士/教授

中国医学科学院北京协和医学院

群医学及公共卫生学院

2024年3月

缩略词

AIDS	acquired immunodeficiency syndrome	获得性免疫缺陷综合征
COVID-19	novel coronavirus infectious disease	新型冠状病毒感染
IEC	information，education and communication	信息、教育与交流
HIV	human immunodeficiency virus	人类免疫缺陷病毒
ILO	International Labor Organization	国际劳工组织
IPC	infection prevention and control	感染的预防与控制
NHS	National Health Service	国家卫生服务
OHS	occupational health and safety	职业健康与安全
OSH	occupational safety and health	职业安全与健康
PPE	personal protective equipment	个人防护用品
SDG	Sustainable Development Goal	可持续发展目标
TB	tuberculosis	结核病
UN	United Nations	联合国
WASH	water，sanitation and hygiene	水、清洁和卫生
WHO	World Health Organization	世界卫生组织

关键术语词汇表及释义

认可（accreditation）：由被认可的机构实施的正式流程，通常由非政府组织评估并认可某医疗卫生照护组织符合其适用的、已预先确定并公布的标准。通常认为认可标准是最佳的、可实现的，并旨在鼓励被认可的组织为持续改进所作出的努力。在一组同等水平的评审员进行阶段性现场评估（通常每两到三年进行一次）后，会决定是否认可某特殊医疗卫生照护组织。认可通常是一个志愿性过程，组织可有选择地参加，而不是法律和规章所要求的强制性参加过程（1）。

用人单位（employer）：任何雇用一名或多名劳动者的自然人或法人（2）。

危害（hazard）：对人体健康造成伤害或损害的内在可能性（2）。

医疗卫生机构（health facility）：提供卫生服务（即不限于医疗或临床服务）的场所，旨在促进健康改善或促进病人的诊断、治疗和康复（3）。

卫生系统（health system）：所有产生以改善健康为主要目标的行为的组织、机构及资源（4）。

医务工作者（health workers）：所有从事以改善健康为主要目的的工作行为的人，包括健康服务的提供者，例如医生、护士、助产士、公共卫生专家、实验室技术员、健康技术员、医学与非医学技术员、个人照护工作者、社区健康工作者、传统医学治疗者和执业者。这个术语也指健康管理和支持劳动者，例如清洁工、司机、医院管理员、地区卫生管理人员和社会工作者，以及由国际标准职业分类（ISCO-08）定义的、参与健康相关活动的其他职业性团体（5）。

无伤亡事故（incident）：由工作引起或工作期间发生的、未造成人员受伤的不安全事件（2）。

感染预防与控制（infection prevention and control）：一种实用的、以循证为基础的、预防患者和医务工作者因可避免的感染和抗生素耐药性而受到伤害的方法（6）。

劳资联合健康与安全委员会（joint labour-management committee for health and safety）：由同等数量的用人单位代表和医务工作者代表组成的双边利益实体，它在卫生机构内建立，以保证用人单位和劳动者之间的合作，从而实现并保持安全和健康的工作条件和环境（7，8）。

风险（risk）：有害事件发生的可能性，以及该事件对人体健康造成的伤害或损害的严重性（2）。

风险评估（risk assessment）：评估工作有害因素对安全和健康造成的风险的过程。

职业健康与安全（occupational health and safety，OHS；又称职业安全与健康，occupational safety and health，OSH）：一个多学科的工作领域，旨在促进和保持各类职业劳动者身体、精神和社会福祉的最高水平；预防劳动者因其工作条件而偏离健康状况；保护就业劳动者免受由不利于健康的因素导致的风险；使劳动者处于并保持在适应其生理和心理能力的职业环境中（9）。

OSH管理系统（OSH management system）：一系列相互关联或相互作用的要素，以制定职业卫生与安全的政策和目标，并实现这些目标。该系统应该包含旨在改进的政策、组织、计划、实施、评估和行动的主要要素（2）。

患者安全（patient safety）：一个有组织的活动的框架，在医疗卫生照护中创造文化、工序、程序、行为、技术和环境，从而一致地、可持续地降低风险，减少可避免伤害的发生，减少犯错误的可能性，并降低伤害发生时产生的影响（10）。

照护质量（quality of care）：为个体或群体提供的卫生服务能在多大程度上增加获得预期健康结局的可能性（11）。

安全文化（safety culture）：一个组织的安全文化是个人和团体价值观、态度、感知、胜任力和行为模式的产物，它们可以决定组织健康和安全管理的特点。有积极安全文化的组织，其特点包括依赖相互信任的交流、对安全重要性的共有认知和对预防措施有效性的信心（12）。

劳动者的代表（workers' representative）：任何被国家法律或惯例认为是劳动者代表的人，无论他们是工会代表（即由工会或类似会社的成员指定或选举的代表），或选举代表（即由该组织的劳动者按照国家法规或集体协议规定自由选举出的代表，其职能不包括在有关国家被认为是工会的专属特权的活动）（13）。

指南开发摘要

医务工作者以改善人们健康为主要目标，但他们同样会遭受由工作带来的健康问题。

职业健康与安全项目旨在预防由工作引起的、与工作有关或在工作中发生的疾病和伤害。在医疗卫生部门提供健康和安全的工作场所有助于改善患者照护的质量和安全、医务工作者的留用和环境可持续性。保护医务工作者的健康与安全应该成为卫生部门核心要务的一部分，以保护和恢复健康，并不伤害病人和医务工作者。

本指南在国家、地区和机构层面上概述了职业健康与安全项目的必要元素，并提供了在用人单位组织代表、劳动者组织代表及其他利益相关方的参与下，开发和实施此类项目的建议。

医务工作者职业健康与安全项目应该在与用人单位、劳动者及其代表的磋商下制定、实施、监测、评估和定期审查。

国家级 医务工作者职业健康与安全项目应该包括以下要素：

- 由可能的最高级别管理层发布的、关于医务工作者职业健康与安全的国家政策声明，并传达至卫生部门中所有管理层与操作环境的各级工作场所。
- 在卫生部门中指定负责医务工作者职业健康与安全的单位或个人。
- 卫生部门健康与安全的多方利益相关方指导委员会，用人单位代表和劳动者代表参与其中，并且应在国家层面建立此委员会，以监督和指导该项目的实施、监测和评价。
- 用于预防和控制卫生部门中职业性健康有害因素的法规和标准，在所有医疗卫生机构中可及。
- 设定用于监测和评估该项目在国家、地方和机构层面执行情况的一系列目标、指标及关键指标，并将其纳入国家卫生信息系统。
- 为医务工作者的健康与安全措施建立了有效的融资机制。
- 为各级卫生系统中医务工作者的职业健康与安全提供的具备足够数量、技术知识和技能的人力资源。
- 各级卫生系统可迅速获得的足量供给和货物，包括个人防护用品、疫苗、安全医疗设备、用于安全工作的器材和工具。
- 为医务工作者制定可及的职业卫生服务提供标准，以及质量保证体系和扩大服务项目。
- 为医务工作者提供支持服务的政策，为其解决人类免疫缺陷病毒（human immunodeficiency virus，HIV）感染、结核病（tuberculosis，TB）及乙型肝炎和丙型肝炎的问题。

机构级 职业健康与安全项目需要落实以下要素：

- 所有医疗卫生机构都发布机构职业健康与安全书面政策。

- 所有医疗卫生机构指定和培训职业健康与安全的负责人或单位（focal points for occupational health and safety）。
- 根据国家法规要求，安排成立劳资联合健康与安全委员会，定期召开会议，会议文件存档。
- 针对所有医务工作者和特定目标人群设计、计划和实施的常规培训项目和安全事后情况说明会。
- 定期评估风险、预防和减轻职业性有害因素，文件存档。
- 与安全与健康委员会和/或劳动者代表合作，开发、实施、监测和评估工作改进的行动计划。
- 根据国家免疫接种政策和特殊职业性有害因素，为医务工作者制定必要疫苗接种服务的政策。
- 无偿为医务工作者提供疫苗可预防疾病的免疫接种，确保所有处于风险中的劳动者都接受了所有所需剂量的免疫接种，包括清洁工和废物处理工。
- 报告意外接触职业性有害因素和无伤亡事故的标准操作程序（standard operating procedures，SOPs），同时消除报告的障碍，提供无指责的环境。
- 安排记录并报告职业性事故、职业性疾病，且如可能，记录并报告危险事件、通勤伤亡事故和疑似职业性疾病的病例。
- 无偿为劳动者提供职业性疾病和伤害的早期监测、诊断、治疗、照护、报告和支持服务，包括职业性感染，如HIV感染、乙型肝炎、丙型肝炎、结核病、COVID-19，并予以保密。
- 为了促进医务工作者的健康与安全，用于定期收集、追踪、分析、报告个案资料并据此采取行动的一套指标和一个系统。
- 充分提供：水和卫生清洁设施，用于个人卫生、换装、休息和吃饭的设施，医疗照护废物的安全处理和管理，安全使用有害化学品的规程。
- 在极端天气事件中保护医务工作者和急救人员的健康与安全的标准操作程序。

项目的开发 过程包括以下步骤：

- 为该项目开发发布政治承诺。
- 评估该项目的现状。
- 建立一个特别小组，包括劳动者代表、用人单位代表和其他关键利益相关方，并保证其投入。
- 起草项目的第一个草案。
- 实施可行性的评估。
- 召开会议，与关键的内部、外部利益相关方讨论第一草案。
- 起草第二稿，并邀请劳动者代表、用人单位代表和其他利益相关方评价。
- 最终定稿，获取批准，发布并传达对该项目的说明。

项目的实施 要求采取以下行动：

- 制定该项目实施的行动计划，以在不同层面上分阶段实施。
- 安排外部监督（监察）、审计和许可。
- 开发用于该项目实施的交流和技术工具。

- 项目实施的能力建设。
- 监测、评估该项目。

本现行指南拟供国家、地区和机构层面的技术专家、劳资联合健康与安全委员会成员、医务工作者职业健康与卫生的负责人或单位使用，这三者通常负责开发和实施医务工作者职业健康与安全项目，同时也供机构管理者、职业卫生服务提供者、劳动者与用人单位的代表及其他利益相关方使用。

目　录

第一部分　医务工作者的职业健康与安全项目

第二部分　项目的开发与实施

引　言

所有医务工作者都有一个主要目标：提高人民的健康水平。对于任何功能正常的医疗卫生系统来说，医务工作者都是中流砥柱。在促进人人有权享有健康的同时，医务工作者也应该享有能够保持健康权益的健康安全的工作条件。不安全的工作条件是低收入国家医务工作者罢工的主要原因之一（14）。医务工作者缺乏福祉及职业倦怠与低质量的医疗照护和患者安全负面后果（如医疗错误）相关（15）。

在某些国家，不安全的工作条件、压力或可感知的保障缺乏，都属于医务工作者流失的主要原因，加剧了卫生人力的短缺（16，17）。由不安全的工作条件导致的职业性疾病、工伤和缺勤也给卫生部门带来沉重的经济负担，例如，2017年英国卫生保健和社会服务部门的职业性疾病与工伤年度花费在所有部门中位列第一，估算相当于33.8亿美元（18）。改善医务工作者的健康、安全和福祉能够降低工伤的经济负担（估算最高可达医疗支出的2%），并有助于最大限度地减少患者伤害（估算最高可达医疗支出的12%）（19）。

当前，有许多关于医务工作者健康与安全的工作条件的国际承诺、公约和决议。尊重劳动者的权利，为包括医务工作者在内的所有劳动者提供健康与安全的工作条件，是联合国可持续发展目标8在体面工作和经济增长（SDG8.8）上的全球承诺之一（20）。

2019年，在第74届联合国大会关于全民医疗覆盖的高级别会议上，所有国家元首和政府首脑都承诺将努力提倡更健康和更安全的工作场所，提高劳动者对职业卫生服务的可及性，采取行动改善对医务工作者健康、安全和福祉的保护（21）。

在世界卫生组织（World Health Organization，WHO）第13届一般工作项目上，各成员国承诺将特别关注医务工作者的体面工作条件（22）。根据2021年保护、保障和投资医疗卫生照护人力的WHA74.14决议，世界卫生大会号召各成员国"采取必要措施，在无种族及其他形式的歧视、安全且能够工作的环境中，通过个人防护用品、治疗、疫苗和其他卫生服务的公平分配，以及有效的感染预防控制和职业安全与卫生措施，在所有层面上对医疗卫生照护工作者予以保障和保护"（23）。而且，2021年第74届世界卫生大会正式通过了全球患者安全行动计划2021—2030，它涵盖了医务工作者教育、培训和安全的战略目标（24）。

国际劳工组织（International Labour Organization，ILO）《关于工作未来的百年宣言》称，安全和健康的工作条件是体面工作的基础（25）。国际劳工组织《职业安全与健康促进框架公约》（第187号，2006年），竭力主张成员国发展职业健康与安全的国家政策、国家系统和国家规划，并与其他国际规划和计划相协调（26）。其他与保护医务工作者的健康与安全有关的ILO公约还包括《职业安全与健康公约》（第155号，1981年）、《1981年职业安全与健康公约2002年议定书》和《职业卫生服务公约》（第161号，1985年）。此外，2021年国际劳工大会通过了《全球行动呼吁：从新冠感染危机中实现包容性、可持续和有复原力的以人为本的复苏》，竭力主张政府和社会合作伙伴保证医务工作者和所有其他一线工作者能够获得疫苗、个人防护用品、培训、检测和社会心理支持，并保证他们在工作中得到了充分的报酬和保护，包括无过量的工作负荷（30）。同时，《国际劳工组织护理人员公约》（第149号，1977年）为职业健康与安全的现行法规和护理工作及其工作环境的特殊性相适应做了铺垫（31）。

医疗卫生部门的职业健康与安全问题

医疗卫生照护部门由机构、职业团体和各种工作环境构成的网络组成，职业性有害因素的接触根据场所、职业和任务而有所不同。

医务工作者最普遍的职业性有害因素（32）有：

- 职业性感染：结核病，乙型肝炎和丙型肝炎，HIV感染，呼吸道感染（如冠状病毒、流行性感冒病毒）和媒介传播疾病（如疟疾、登革热）。
- 不良工效学有害因素：不安全的患者搬运，提举重物，引起背部受伤、慢性腰背痛、颈痛和其他肌肉骨骼疾病的难受姿势。
- 有害化学品：清洁剂与消毒剂、汞、乳胶过敏反应制品、有毒药物和用于媒介控制的杀虫剂。
- 辐射接触：电离辐射（X射线和放射性核素等）和非电离辐射（激光、紫外线等）。
- 社会心理有害因素：时间压力，缺乏对工作任务的掌控，超时工作，轮班作业，以及缺乏支持。
- 暴力和骚扰：工作中的身体、性和心理的虐待和骚扰。
- 工作环境周围的健康风险：热不适（热应激或冷应激）与噪声。
- 受伤：滑倒、绊倒和跌倒，道路交通受伤（救护车事故、摩托车和自行车事故），触电，爆炸，火灾。
- 环境卫生风险：供水不足，清洁和卫生问题，医疗垃圾，气候相关风险。

医务工作者的短缺和分配不当、支持性监管的缺乏、不良的建筑设计与维护、卫生设施和供给的缺乏、职业风险相关培训和信息的缺乏、工作新方法和新技术的引入、环境的改变等议题加剧了职业性有害因素的接触水平。

WHO的互联网工具提供了有关上述风险的详细信息以及现有WHO指南中关于预防和控制这些风险的行动关键点：http://www.who.int/tools/occupational-hazards-in-health-sector.

其他有关ILO标准和工具的信息可从以下网址获得：https://www.ilo.org/global/industriesand-sectors/health-services/lang-en/index.htm.

医务工作者的职业健康与安全项目

2010年通过的WHO-ILO国家医务工作者职业卫生项目的全球联合框架，为在国家和机构层面上建立职业健康与安全项目的基本构成要素提供了战略性指导（7）。国家项目的目的是确保对医务工作者健康和安全的保护，并确保卫生部门对国家职业健康与安全条例的依从性，同时有助于改善患者的安全、患者照护的质量，并为卫生部门的体面工作提供机遇。

方框1总结了ILO理事会于2010年通过的WHO-ILO全球联合框架，医务工作者国家职业卫生项目的关键要素（7）。

这些要素为医务工作者职业健康与安全项目的开发（图1）提供了基础，在后面的章节将进一步详细说明。

方框1　根据2010年WHO-ILO全球联合框架，医务工作者国家职业卫生项目的关键要素

在国家和工作场所层面均确定具有职责的职业卫生负责人。

在国家和工作场所层面制定关于安全、健康和工作条件的书面政策以保护卫生人力。

通过加强现有的职业卫生项目或建立一项新的项目，并为该项目、职业卫生专业服务和必要个人防护用品与用品的采购分配足够的资源，来确保职业卫生服务的可及性。

由合适的劳动者和管理层代表，成立劳资联合健康与安全委员会。

提供适合各方的、持续的（或者定期的）教育和培训，包括职业卫生从业者、高级主管、一线管理者、健康与安全委员会成员、一线劳动者及其代表，以及大众。

识别有害因素和有害的工作条件，通过应用职业危害优先控制等级的基本原则，列出在源头上消除或控制的优先顺序，进行预防和控制并管理风险。

在工作场所为劳动者免费提供乙型肝炎疫苗及其他可预防疾病的就业前和可持续的免疫接种，并保证所有有血液接触风险的劳动者（包括清洁工和废物处理者）都已经接种三剂乙型肝炎疫苗。

促进接触与事故的报告，消除报告的障碍并提供无指责环境。

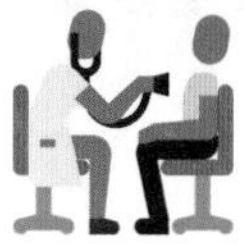

促进并确保医务工作者享有 HIV、结核杆菌、乙型肝炎病毒与丙型肝炎病毒感染相关的诊断、治疗、照护和支持。

利用合适的信息系统来帮助收集、追踪、分析、报告数据并根据数据采取行动，以促进医疗卫生照护工作场所和卫生人力的健康与安全。

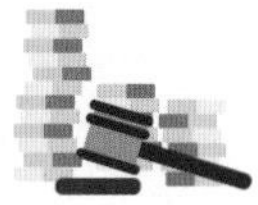

依据国家法律，确保医务工作者有权获得工作相关伤残赔偿。

促进对关于医务工作者职业健康与安全问题的研究，并促进研究向实践的转变，尤其是关于混合性接触和应用干预效果的研究。

促进和实施绿色卫生部门启动项目，统筹考虑职业健康、绿色和安全工作，减少温室气体排放，并优先考虑：使用可再生能源；提供安全的饮用水；促进手卫生；主动运输；对有害的医疗照护废物的环境友好管理；对化学品的环境友好选择和处理，如杀虫剂、消毒剂和杀菌剂。

来源：《WHO-ILO 医务工作者国家职业卫生项目全球框架》，来自第 309 届 ILO 理事会（2010）。ILO 工作的部门层面：《评估关于 HIV 和 AIDS 的部门启动规划》（文件 GB.309/STM/1/2，附录 2）（https://www.ilo.org/wcmsp5/groups/public/---ed_norm/---relconf/documents/meetingdocument/wcms_145837.pdf, 2021-12-3 访问）。

准备 → 开发 → 实施

准备
- 为该项目开发发布政治承诺。
- 评估该项目的现状，提供基线数据。
- 建立一个工作组，确定最有影响力的利益相关方，包括用人单位组织、劳动者组织，并保证其投入。

开发
- 起草该项目的第一个草案。
- 进行可行性评估。
- 召开会议，与关键的内部、外部利益相关方讨论第一个草案。
- 完成第二草案并邀请所有利益相关方评价。
- 最终定稿，获取批准，发布并传达。

实施
- 开发行动计划，以在不同层面上分阶段实施。
- 安排外部检查、审计和许可。
- 开发用于实施的交流和技术工具。
- 实施的能力建设。
- 监测、评估并改进该项目。

图 1 医务工作者职业健康与安全项目的开发与实施

卫生部门开发和实施职业健康与安全项目的基本原则

医务工作者职业健康与安全项目的发展和实施应该考虑以下基本原则：

- 医务工作者的用人单位有责任采取预防职业病和工作相关疾病与伤害的职业健康与安全措施，同时，医务工作者也和所有其他劳动者一样，有权利享有健康和安全的工作条件，也有责任遵守关于健康与安全的指南，合理地照顾其自身安全（27）。
- OHS措施需要一个管理系统和持续的改进，并要求用人单位、劳动者及其代表之间的定期对话，以及其他利益相关方的投入，如医务工作者的专业协会和患者群体（2，27）。
- 能够通过建立协调机制或联合其他面向医务工作者和医疗机构的项目来提升该职业卫生项目的效率，其他项目包括保健的质量和安全项目，包括IPC和患者安全、卫生人力管理、环境卫生（24，33，34）。
- 国家和地区项目应该旨在覆盖所有类型的医疗机构中所有的医务工作者，无论是公共性质、民营性质或无政府性质的医疗机构，还是其他形式所有权和管理的医疗机构。而医疗机构的项目也应将分包商、供应商及社区医务工作者（如适用）的健康与安全纳入目标管理。
- 在国家、地区和机构层面应以可持续的方式实施该项目，以保证在任何时候持续保护医务工作者的健康与安全，包括在公共卫生或其他突发事件情境期间。
- 本项目的开发和实施应该有性别应对性、无歧视性和包容性，考虑女性医务工作者、流动医务工作者、弱势群体和就业条件无保障的劳动者的特殊需求。

关于本指南

本指南的目的

本指南的目的是在国家、地方和机构层面展现医务工作者职业健康与安全项目的关键要素，并对这类项目的开发和实施提供指导。

职业健康与安全项目旨在预防在工作期间发生的、与工作相关的或由工作导致的疾病和伤害，在卫生部门提供健康和安全的工作场所有助于提高照护质量、患者安全、医务工作者的留用及环境可持续性。因此，保护医务工作者的健康与安全应该成为卫生部门核心要务的一部分，以保护和恢复健康，并不伤害患者和医务工作者。

目标受众

本指南的主要目标受众是医务工作者职业健康与安全的负责人（单位）、政策制定者、高级管理者、用人单位、医务工作者及其代表和其他有法定职责或有兴趣在国家、地方和机构层面开发或加强卫生部门职业健康与安全项目的专业机构。劳资联合健康与安全委员会的成员、职业卫生服务提供方、监察员与审计员、卫生部门的用人单位和劳动者及其代表，以及医疗卫生提供方的专业协会同样是本指南的关键目标受众。本指南也对其他利益相关方有帮助，例如医疗卫生质量改善、患者安全、IPC、卫生人力资源管理、环境卫生、医疗卫生机构认证/法规、公共卫生、感染性疾病控制与监测的负责人；支持医务工作者职业健康与安全项目开发或实施的国际组织、开发部门和捐助者，也将从使用本指南中受益。

本指南的开发和框架

现行的用于保护医务工作者健康与安全的国家政策法律文件是通过在线调查和网络研究完成的。对国家政策法律文件的内容分析有助于确定各国的经验，以说明本指南中描述的医务工作者国家项目的不同要素，此外，在一场WHO线上专家研讨会上，专家们评估了在实施国家项目过程中学到的经验和教训（35）。

在医务工作者职业卫生领域工作的国际专家和专业工作组评审了本指南草稿，WHO曾召开一次线上会议完成了该评估工作，会议邀请了国际利益相关方提交评审意见，本指南的开发由来自相关技术项目的WHO和ILO工作人员组成的指导小组推动。

本指南包括两部分：

- 第一部分描述了国家、地方和机构层面上职业健康与安全项目的关键要素。
- 第二部分为国家、地区当局及机构管理者提供了开发和实施医务工作者职业健康与安全项目的可操作性建议。

在整个文件中都提供了现有职业健康与安全项目的范例，以阐明其内涵。

第一部分

医务工作者的职业健康与安全项目

医务工作者的职业健康与安全项目为保护卫生部门劳动者的健康、安全和福祉的措施提供框架和机制，其最终目的是为所有医务工作者提供一个健康和安全的工作环境，作为体面工作的基础，这有助于提高生产效率、岗位满意度并留用医务工作者。该项目促进医疗卫生机构对职业健康与安全相关国家法律和条例的依从性，牢记卫生部门的特殊工作条件和职业性有害因素。通过提供关键干预措施的实施机制和程序，以保护医务工作者和应急反应人员的健康和安全，该项目还有助于提高卫生服务在疫情暴发和突发公共卫生事件情况下的复原力。

本医务工作者职业健康与安全项目通过以下方面帮助提高卫生系统的绩效：①预防职业病和工伤；②保护并促进医务工作者的健康、安全和福祉，从而改善病人照护的质量与安全、卫生人力管理和环境可持续性。

医务工作者职业健康与安全项目的开发和实施涉及三个层面的行动：国家、地方或地区，以及医疗机构层面。

本部分详述了职业健康与安全项目在这三个层面同等重要的内容和主要成果。

在国家层面上，各国或许有多个与保护医务工作者健康与安全相关的国家项目。

许多国家已有针对工作中健康与安全的综合性行动和根据国际劳工组织《职业安全与健康促进框架公约》（第187号，2006年）开发出的跨部门国家项目与系统。医务工作者职业健康与安全项目必须与针对工作中的健康和安全的现有国家一般立法、条例、政策、项目和制度保持一致。

卫生部门的其他项目也旨在从不同方面解决医务工作者健康与安全问题，例如：

- 卫生保健质量与安全：卫生服务的质量、患者安全、IPC（*24*，*34*，*36*）。
- 国家免疫接种规划。
- 疾病控制规划：TB，HIV/AIDS以及病毒性肝炎，包括为医务工作者提供特殊服务，以预防和控制这些疾病在卫生人力中的传播的干预措施。
- 卫生人力管理，包括职工分级、技能发展、工作组织、监管及教育和培训。
- 环境卫生：气候复原力和环境可持续的卫生服务、水和卫生清洁、医疗卫生照护废物管理、化学物质和辐射的安全使用（*33*）。

因此，将有关职业健康与安全的干预措施、采购、规划、报告和能力建设与其他面向医疗工作者和医疗机构的国家卫生项目进行协调可能是高效的，以避免重复、重叠和不协调，并可提高资源的利用效率。WHO建议本卫生项目的规划和实施应该根据卫生系统的基本职能进行组织，即治理/领导、财务、人力物力资源的产生/投入、服务提供（*37*）。

1.1 治理和领导

关键可交付成果：

> 国家关于医务工作者职业健康和安全的政策声明，尽可能由最高领导签发，并传达至卫生部门中所有管理层和操作环境的各级工作场所。

> 在国家层面上指定的医务工作者职业健康与安全负责单位。

> 在国家层面建立的卫生部门健康与安全多方利益相关方指导委员会，以监督和指导项目的实施。

> 用于预防和控制卫生部门中最普遍的职业健康有害因素的法规和标准，在所有医疗卫生机构中可及。

> 在国家、地方和机构层面设定监测该项目实施情况的一系列可及的关键指标，并将其纳入国家卫生信息系统。

对职业健康与安全项目的目的而言，治理和领导是卫生体系运行的方式，也是参与该项目的各机构（无论是公有还是民营机构）被监督的方式，以保证对医务工作者健康与安全足够的保护程度，这要求制定目标，设定方向，合理规划与监测，规范卫生部门的职业健康与安全，收集信息、使用信息以确定相关趋势，监测和评估绩效。

下列医务人员职业健康与安全项目的要素旨在加强治理和领导。

1.1.1 国家政策声明

必须发布国家关于卫生部门职业健康与安全的政策声明，因其规定了卫生系统保护医务工作者健康与安全的绩效的总目标和方向。该政策声明强调了卫生系统依照国家关于体面工作和全民健康覆盖的全面目标，对保护所有卫生工作者的健康和安全的领导承诺，比如，政策声明能够：

- 表达政治承诺，为所有医务工作者的健康、安全和福祉设立愿景。
- 概述实现该愿景的主要政策步骤和工具。
- 强制建立合作和实施的机制，包括与用人单位代表和劳动者代表的合作和磋商机制。
- 强调卫生部门用人单位照护的职责，以保护劳动者的健康与安全。
- 概述用人单位、管理者和医务工作者在确保医务工作者健康与安全方面的职责和责任。
- 建立职业卫生、照护质量、患者安全、IPC、卫生人力资源、环境可持续性发展之间的联系机制。
- 强调批准和应用相关的国际劳工标准和公共卫生建议的承诺。

方框2和方框3分别总结了英格兰与多哥的国家政策声明，方框4提供了肯尼亚国家、地方和机构层面医务工作者职业健康与安全项目的例子。

方框 2　英格兰国家卫生服务中的健康与安全政策

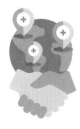

根据1974年《工作中的健康与安全法》的立法要求，英格兰的国家卫生服务（the National Health Service，NHS）部门已经发布了一项关于健康与安全的政策声明。该政策适用于用人单位、劳动者、分包商、机构工作者和NHS的访客。它明确地传递了将保护劳动者作为法定要求的方针，从而将所有工作场所风险的发生率降至最低。它规定了劳动者、NHS的高级管理者、区域主管和健康与安全管理者的作用和责任。该政策陈述还具体说明了对执行、分布、监测的安排和公平性影响的分析，以确保该政策不会无意中歧视NHS的任何工作群体。

来源：NHS England，Health and Safety Policy，2017（https://www.england.nhs.uk/publication/health-and-safety-policy/，2021-10-11访问）.

方框 3　多哥关于医务工作者职业健康与安全的国家政策陈述

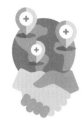

多哥卫生和社会保障部部长对该政策声明的描述如下：

"多哥2017~2022年的医务工作者职业健康与安全战略计划旨在从四个方面改善医务工作者职业健康与安全的管理，从而获得更好的工作条件、就业和照护质量：

- 加强制度和立法框架建设；
- 促进医务工作者的职业健康与安全；
- 对管理层行动者进行能力建设，并为医务工作者的职业健康与安全提供初始培训和装备；
- 加强医疗卫生照护工作场所职业健康与安全的协调、监测和评估、研究和管理。

我呼吁得到所有人的支持：技术和经济合作伙伴、民间团体、医疗卫生照护提供者、民营和公共卫生服务部门，以寻求能有效实施本计划的协调、平等参与性行动。"

卫生和社会保障部部长，

2017年6月17日，洛美

来源：Plan stratégique de sécurité et santé au travail pour le personnel de santé au Togo，2017–2022.Lomé：2017（https://divprosante.tg/wp-content/uploads/2021/08/Plan-strategique-SST-PS_Togo-2017–2022_VF-3.pdf，2021-10-11访问）.

方框4 肯尼亚国家、地方和机构的医务工作者职业健康与安全责任部门的组织结构

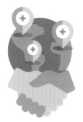

肯尼亚卫生部门的职业健康与安全政策指南指导了国家、地区和机构层面医务工作者职业健康与安全的责任部门的作用（38）。这些责任部门的组织结构如下所示：

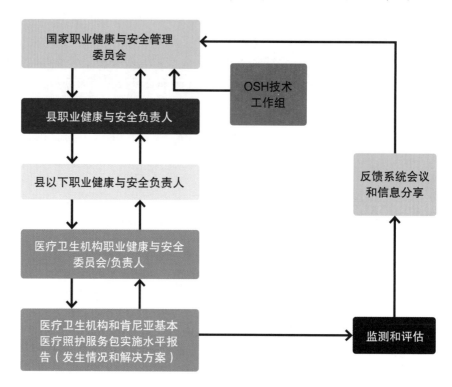

2021年，肯尼亚卫生部做出了组织安排，更好地衔接医疗卫生部门的职业健康与安全的政策指南和国家患者安全项目。

来源：Occupational safety and health policy guidelines for the health sector in Kenya. Nairobi：Ministry of Health；2014（https：//www.health.go.ke/ wp-content/uploads/2015/09/OCCUPATIONAL%20HEALTH%20AND%20SAFETY%20POLICY%20GUIDELINES%20FOR%20THE%20 HEALTH%20SECTOR%20IN%20KENYA.pdf，2021-10-11访问）。

1.1.2 国家层面明确医务工作者职业健康与安全的负责单位

为了确保国家政策声明表达的政策指令被付诸实施，必须在卫生部或视情况而定的其他国家当局里确定一个具备技术专长的单位（或至少确定一个负责人），由国家法规或行政命令指定（最好是法定）管理医务工作者职业健康与安全的职责。这种单位应该做好配置，与环境卫生、照护质量、患者安全领域的其他相关国家公共卫生项目合作，也与负责所有部门职业健康与安全的卫生人力管理国家当局合作。

负责医务工作者职业健康与安全的国家单位的职能应包括：

- 开发政策和指南，落实保护与促进医务工作者健康、安全和福祉措施。
- 与其他国家卫生项目合作，如照护质量、IPC、患者安全、卫生人力管理、环境卫生和应急准备与响应。
- 与卫生系统中的劳动者代表及用人单位代表磋商。

- 组织国家信息宣传活动，以促进安全工作的实践和医务工作者的健康行为。
- 与国家卫生信息系统合作，组织和管理信息的收集、工作相关健康影响趋势的监测、医务工作者职业健康与安全项目的实施。
- 开发并支持医务工作者健康监护项目的实施。
- 组织监测医疗机构是否遵守职业健康与安全的法规与标准。
- 在国家层面上建议并在适当时规划医务工作者职业健康与安全所需用品和商品的采购。
- 就医疗机构遵守国家法律和法规的情况与负责职业健康与安全法规执法的政府部门形成联盟，协同工作。
- 建议并在适当时参与用品和商品的采购工作，包括PPE、医务工作者的疫苗、更安全的医疗设备、用于安全工作的工具和器械。
- 通过建立预算、综合资源规划，确保对医疗工作者职业健康与安全资源的有效、高效利用。

1.1.3 国家指导委员会

为医务工作者的职业健康与安全成立国家指导委员是有帮助的。该指导委员会能够确保该项目的可持续性，协调其他相关国家项目的投入，与用人单位组织、劳动者组织及其他关键利益相关方磋商并使之投入该项目，且能够保持对承诺的执行。理想的话，该指导委员会应该根据负责卫生的部长与负责劳工的部长磋商后的指令而建立。除了负责医务工作者职业健康与安全的单位，此种委员会的组成还应该包括以下部分：

- 相关的面向医务工作者和卫生服务的国家项目，如职业健康与安全、照护质量、患者安全、IPC、卫生人力资源、环境卫生、应急准备与响应，如适合，还包括一些疾病控制项目，如TB和HIV感染。
- 负责劳工和就业、职业健康与安全及辐射的政府机构。
- 卫生部门中的用人单位和劳动者组织、医院联合会、相关民间团体群体、认证机构和卫生专业协会代表（如医学会和护理学会）。

全球有70%的医务工作者是女性（39），因此，在指导委员会中将实现性别平衡作为目标，这一点很重要；而且，在许多国家，流动医务工作者也是卫生人力的重要组成部分，因此，委员会成员组成应该反映出对公平和多样性的承诺，包括其代表的性别、种族和职业群体。该指导委员会应定期召开务实性会议，应尽量以协商一致的方式作出务实性决策，并按照法定要求存档和交流信息。

针对医务工作者职业健康与安全的国家指导委员会的任务应该包括：

- 识别医务工作者健康与安全中最普遍的职业性有害因素及其趋势。
- 制定、审查和更新预防医务工作者职业性有害因素、职业性及工作有关伤害和疾病的政策指南。
- 执行这些政策指导指南时要与其他政策倡议和国家法规相协调。
- 如存在，与负责职业健康与安全的国家三方委员会合作。
- 为卫生行业职业健康与安全管理系统的发展或改进提供指南，包括职业卫生服务。
- 思考并为改善医疗卫生部门工作条件和职业健康与安全提出建议。
- 就医务工作者职业健康与安全的相关事项给高级政策制定者开发提案。
- 确保医疗卫生部门的用人单位和劳动者组织投入职业健康与安全政策和活动的开发和实施。
- 就医务工作者的职业健康与安全设立国家研究议程。

- 规划或委托规划职业健康与安全的标准化教育和培训，以对负责职业健康与安全的管理者和劳动者进行能力建设。
- 推动提高医务工作者职业健康与安全意识的活动。
- 评估关于医疗卫生部门职业健康与安全状况的国家报告。
- 在防范和应对突发公共卫生事件方面，协调医务工作者及救援工作者的职业健康与安全保护。
- 从国家到机构层面制定职业健康与安全的人力资源开发计划。

1.1.4 法规和标准

许多国家有综合性的职业健康与安全法，覆盖了所有的公有及民营工作场所，包括医疗服务设施和医疗机构。然而，这些规章制度的适用范围似乎不能涵盖非正式就业合同的劳动者，如社区卫生工作者。在一些国家，现行职业健康与安全法规或许不能惠及某些部门和活动，如公共服务部门和公务员。因此，有很大一部分的医务工作者缺乏职业健康与安全方面的监管保护，所以，关于职业病与工伤的预防、保险和赔偿的特殊法律和法规或许未惠及所有医务工作者。

由此，评估现行法律和法规及其对医务工作者和医疗机构的监管和有效覆盖范围十分重要。或许需要在所有公立、民营的医疗机构和工作场所中制定一项国家职业健康与安全的管理条例，明确规定其建立机构职业健康与安全的政策的职责，指定医务工作者职业健康与安全的负责人及工作中健康与安全委员会，明确职业卫生服务的作用、工作场所风险评估、关键绩效指标的报告和监测，及执行情况监测。对于既未被法规涵盖，又无足够能力实施综合性职业健康与安全项目的个人从业者或小型用人单位，应该考虑给予其国家保护、保障或全面的支持，有些国家已经制定了医务工作者职业健康与安全的特殊法规和标准，举例说明，方框5总结了巴西关于医务工作者职业健康有害因素的国家法规。

或许需要开发特殊的指南和操作性工具，并提供给目标医疗机构，它们应该能够解决以下问题：

- 医务工作者的疫苗接种。
- 安全的患者搬运。
- 安全使用危险化学品（如消毒剂、危险药物）及医疗设备的汞消除。
- 医疗辐射使用中的职业安全。
- 周围工作环境的规范和标准（如噪声、微小气候）。
- 安全的工作时长、加班和带薪休假。
- 工伤的预防。
- 对劳动者和管理者进行关于预防措施的教育与培训。
- 预防暴力和骚扰的项目。
- 职业感染的预防、报告和追踪调查。
- PPE的规格与采购。
- 对医疗机构中存在的各种有害因素的医学监护项目。
- 对医疗操作活动的监测和监护。
- 对意外接触病原体和无伤亡暴力及骚扰事件的无指责报告。
- 为医务工作者提供预防和控制HIV感染和TB的相关服务。
- 为医务工作者提供精神卫生和社会心理支持服务。

方框5　巴西关于医务工作者职业健康有害因素的国家法规

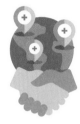

巴西劳工和社会事务部（The Ministry of Labour and Social Affairs，MTPS）颁布了36条组织必须遵守的职业健康与安全国家法规（National Regulation，NR），分为一般、特殊和部门法规。一般法规对所有组织适用，特殊法规专用于某些活动，而部门法规涵盖了具体经济部门。

2005年，MTPS颁布了国家第32号法规《卫生服务的职业安全与健康》，且分别于2008年、2011年和2019年予以更新。该第32号法规是针对卫生服务的特殊法规，但组织必须遵守其他可应用的法规（如第9号法规《环境风险预防》和第5号法规《内部意外事故预防委员会》）。第32号法规提出了控制医疗卫生机构的风险和工作条件的措施，包括：

- 生物性风险和疫苗接种；
- 化学性风险；
- 电离辐射；
- 废物管理和洗衣服务；
- 清洁和消毒的操作规程；
- 用餐时的舒适条件；
- 机械和设备的维护；
- 其他环境性风险（如噪声、照明、热舒适、清洁、媒介控制、手卫生）；
- 针刺和锐器伤害预防项目。

新法规的评估和细节在一个三方委员会（Tripartite Commission，CTPP）上进行讨论，在医疗卫生部、劳动者和用人单位的平等参与下，由MTPS协调完成。此外，MTPS提前编写了一份影响分析文件，并提供给公众磋商。

这些标准必须经过巴西卫生立法机构（Anvisa）和医疗卫生部的会签（见方框35）。

来源：https://www.gov.br/trabalho-e-previdencia/pt-br/composicao/orgaos-especificos/secretaria-de-trabalho/inspecao/seguranca-e-saude-no-trabalho/normas-regulamentadoras/nr-32.pdf；https://www.gov.br/trabalho-e-previdencia/pt-br/composicao/orgaos-especificos/sec（葡萄牙语，2021-10-11访问）.

对于医疗卫生部门的具体工作场所，如精神卫生机构、手术室、急诊科、长期照护机构、口腔健康中心、妇幼保健服务，以及社区和家庭医务工作者的工作环境，或许需要制定实操的指南或标准守则。

1.1.5　信息和研究

该国家项目应该有明确的目标和指标，以监测实现这些目标的进度（可参见方框6中桑给巴尔用于监测医务工作者健康、安全和福祉的指标）。该项目应该明确将从医疗机构和其他实践工作场所、地方卫生当局、国家信息资源（如医疗接种覆盖和职业病与工伤通知）中收集什么样的数据（如合适，按性别分类）。数据的收集、分析和使用应该尊重适用的隐私与安全的法律、法规和标准。

方框6　坦桑尼亚联合共和国桑给巴尔地区用于监测医务工作者健康、安全和福祉的指标

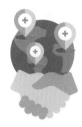

2018年，地处桑给巴尔的医疗卫生部通过了关于卫生系统中职业健康、安全和福祉的国家政策指南，此指南在国家层面上确定了以下指标和要求，进行监测：

- 拥有10名以上永久劳动者并已建立劳资职业健康、安全和福祉委员会的医疗卫生机构的占比；
- 有指定的职业健康、安全和福祉负责人（单位）的医疗卫生机构的占比；
- 其职业健康、安全和福祉受地区卫生官员和职业健康与安全督察员监察的医疗机构的占比；
- 血液接触（即血液喷溅、针刺和锐器伤）的发生率：每1000名医务工作者中报告的发生血液接触事件的人数；
- 暴力事件（即身体、语言和性骚扰）的发生率：每1000名医务工作者中报告的暴力案件人数；
- 因腰背痛请病假的发生率：每1000名医务工作者中报告的腰背痛请假人数；
- 工作事故的发生率：每1000名医务工作者中报告的工作事故病例数；
- 职业病的发生率：每1000名医务工作者中已登记的职业病例数；
- 医疗卫生机构中接受了职业健康、安全和福祉培训的医务工作者总数；
- 卫生系统国家职业健康、安全和福祉委员会的会议次数；
- 可获得预防性医疗检查的医务工作者的占比；
- 接受接触后预防措施（HIV、乙型肝炎病毒）的病例总数。

来源：The Zanzibar policy guidelines for occupational health，safety and wellbeing of workers in the health system.（https：//www.afro.who.int/sites/default/files/2021-08/Zanzibar_Policy_Guidelines_web_ready.pdf）（40）.

可以在国家层面上资助使用信息、教育和交流（information，education and communication，IEC）方法的意识提高活动，IEC活动应该强调医务工作者职业健康与安全的重要性，并应该与患者安全和照护质量相联系。IEC活动能够和疫苗接种活动（方框7）、流行病活动或特殊的职业健康与安全议题活动（如暴力和骚扰、精神卫生和福祉、患者处理和腰背痛、TB、HIV感染、肝炎、新冠病毒感染等）相联系。

方框7　医务工作者的大规模免疫接种：秘鲁的实例

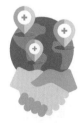

为执行2007年世界卫生大会中通过的《全球劳动者健康行动计划》，秘鲁成为世界上首个开始为医务工作者全程注射乙型肝炎疫苗全面覆盖的目标而努力的国家。为了确保全国所有医疗机构对疫苗的可及性，秘鲁使用了医疗卫生部、社会保障部、武装部队和一些民营卫生机构的物流系统。

项目之初，对乙肝免疫接种项目的支持率很高，95.5%的医务工作者都在2008年4月接种了第一剂疫苗；然而，只有75%的医务工作者接种了第二剂疫苗，仅仅53.5%的工作者在同年10月接种了第三剂也是最后一剂疫苗。

一些医生带头提出了反对意见，称此疫苗含有高浓度的硫柳汞，即一种含有乙基汞的防腐剂，而一则由WHO制作、西班牙语配音的短片特别有效地提高了疫苗的接种和接受度。该短片以两名护士为主角，一名是工作了20年的分诊护士，他们在工作事故后都感染了HBV和HIV。通过这些努力，反对免疫接种的劳动者数量从46.5%降到了10%左右。

此活动表明，在其工作地点接种疫苗是一种方便的途径，也为强化劳动者的职业卫生服务、改进接触血源性病原体的风险的管理程序提供了机遇。此活动也强调了与利益相关方交流沟通的重要性，以改变其行为，取得理想成果。

来源：Mass vaccination of health workers in Peru（*41*）.

或许可以在对公共卫生和体面工作意义重大的国际日①前后开展IEC活动。在这些日子里，或许可以在各个层面为医务工作者、公众和患者组织特定的主题活动，如交谈、电影展、海报比赛等，从而为医务工作者和社区提供信息、交流和教育。

此国家项目也应该将能力建设作为目标，促进对医务工作者职业健康与安全的研究，并定期收集、评估这类研究的结果，以支持政策改进。通过制定国家研究议程框架，根据当地的技术和可用的资源（包括人力和经济资源），促进可操作性和参与性研究，以加强对医务工作者职业健康与安全的研究。这类研究可能重点关注保护医务工作者远离有害因素的低成本干预措施设计，以及在当前社会经济和技术条件下，收集有关干预措施的有效性、可持续性和可行性证据的参与式研究。

国家职业健康与安全的科学组织，无论是独立的机构还是作为其他机构的一部分，都能够作为开展研究和提供职业健康与安全培训的有用资源。这些机构或许也能帮助评估现况，开展特殊调查和研究，由此作为职业健康与安全的重要科学数据资源。

1.2　财务

关键可交付成果：

> 为医务工作者健康与安全措施的有效和可持续性融资建立的机制。

在国家层面上，保护医务工作者健康与安全的资金或许有不同的来源，如政府常规预算、地方当局预算、具体项目资金、研究资助、职业病和工伤保险基金、捐助机构资金、私募基金等。方框8描述了加纳医疗卫生部门国家职业卫生服务的融资情况。通过融合某些系列项目，确保不同资金来源的协调、资金汇集和资金流的最优化是很重要的，这是为了避免出现同一个提供方（如职业卫生服务）面临来自不同项目的不同财政激励的情况。一些与项目相关的职业卫生服务，例如职业病和工伤的诊断、治疗和康

---

① 例如，世界防治结核病日：3月24日；世界卫生日：4月7日；世界疟疾日，4月25日；世界免疫周：4月24～30日；世界工作安全与健康日：4月28日；世界无烟日：5月31日；世界肝炎日：7月28日；世界患者安全日：9月17日；世界艾滋病日：12月1日。

复，可能是工伤福利规划和社会健康保护的共同服务包的一部分。或许需要下列具体的财政机制：

- 工程控制的资本投资，以改进工作。
- 为卫生服务的工作改进提供培训和能力建设。
- 采购 PPE、更安全的医疗设备、用于安全工作的设备和工具。
- 建立内部职业卫生服务或从外部以合同方式提供此类服务。
- 为医务工作者采购疫苗并制定疫苗接种计划。
- 为改善职业健康与安全的项目提供资金。
- 将职业健康与安全的资金整合进卫生服务的提供方融资。

对国家医务工作者职业健康与安全项目和保护措施的有效性和持久性来说，确保可持续地筹措资金至关重要，捐助资金应该只能被当作临时选择或用于支持特定项目的开展。

方框 8 加纳医疗卫生部门国家职业卫生服务的融资

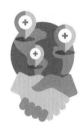

　　加纳医疗卫生部门国家职业健康规划的政策和指南明确规定，劳动者应该无偿获得医疗监护和对其遭受的工伤及职业病的医疗服务，此费用应由用人单位依据国情和国家惯例进行安排、承担。

　　卫生部通过结合以下来源的资金，确保了职业卫生资金的可及性：①国家健康保险规划，涵盖定期医疗检查、疾病医疗照护、康复和劳动者教育；②为此目标设立的捐赠基金，将用于补充事故和工伤保险、疾病工资、由于工作场所和其他有害因素造成的死亡的其他资金来源，以及补充临终疾病的资金来源；③劳动者的团体保险；④《劳动者的赔偿法》（前三个来源将补充本法中的规定）。

来源：Occupational health and safety policy and guidelines for the health sector. Accra：Ministry of Health，Ghana；2010（https：//www.moh.gov.gh/wp-content/uploads/2016/02/Occupational-Health-Safety-Policy-Guidelines-for-Health-Sector.pdf，2021-11-14 访问）.

由于卫生部门职业性有害因素众多，因此必须根据国家或地区现行有效的职业病与工伤赔偿法规，在工伤、职业病及死亡事件中给所有的医务工作者提供足够的经济赔偿，以补偿其收入的损失和治疗的费用。

《ILO 工伤津贴公约》（第 121 号，1964 年）规定了工作场所工伤与职业病的范围以及劳动者和其家人获得津贴的资格（42），该公约规定了职业病的医疗照护和联合津贴以及特定意外情况的现金福利。

《ILO 职业病名单建议书》（第 194 号，2002 年）及其附件的《职业病名单（2010 年）》指导各国制定自己国家的职业病名单，并指导各国预防、记录、报告以及在适用时赔偿由工作场所接触引起的职业病（43）。国家职业病名单应该包括医务工作者所面临的特定疾病和功能失调，如职业性感染（HIV/AIDS、乙型肝炎和丙型肝炎、结核病以及其他新发感染性疾病）、乳胶和药物过敏、职业性肌肉骨骼疾病、创伤后应激障碍、辐射影响和有毒药物接触等。

为了保持医务工作者的健康与安全，对病假和医疗照护的社会保护是很重要的（42，44~46）。孕期和哺乳期医务工作者需要有效的生育保护，包括避免产假期间被解雇或收入损失的保护，以及可及的优质妇女保健和服务（46~48）。

职业健康与安全的融资与对医务工作者的准备就绪、教育和培训的投资是相互关联的。医务工作者经历的事故、伤害和负面健康影响常与医务工作者本身不足的数量、不匀的分布和不够的管理有关，也与过长的工作时间、长期加班和其他体面工作缺陷有关。

1.3　人力和物力资源

关键可交付成果：

> 为各级卫生系统的医务工作者职业健康与安全提供具备足够数量、技术知识和技能的人力资源。

> 为各级卫生系统提供足够的供给和货物，并保证其迅速可及，包括个人防护用品、疫苗、安全医疗设备、用于安全工作的器材和工具。

保护医务工作者的健康与安全要求在各级卫生系统和所有医疗卫生机构中保障职业健康与安全的人力和物力资源。

所有医务工作者都需要具备基本的知识和技能，以保护其自身的健康与安全，例如，可以通过将职业健康与安全纳入医务工作者就业前培训的内容来实现此目标，由此医务工作者进入劳动力市场时将具备保护自己的基本知识和技能。

医疗卫生机构中负责职业健康与安全的医务工作者（即医务工作者职业健康与安全的负责人及职业健康与安全委员会的成员）需要具备特定的知识和技能。

同时，还需要在地方和国家层面，通过对职业卫生的培训和专业化，建设在医务工作者职业健康与安全方面的人力资源能力，此类培训将包括卫生部门特殊的职业性健康有害因素及其控制方式，这将容许职业卫生从业者为医疗卫生机构提供专业的职业卫生服务。为建设保护医务工作者健康与安全的人力资源能力，国家项目或许涵盖以下要素：

- 将职业健康与安全引入医疗卫生照护提供者的就业前培训。
- 明确医务工作者职业健康与安全负责人（单位）和劳资联合健康与安全委员会成员的核心胜任力。
- 在国家和地方层面建立医务工作者职业健康与安全的卓越和技术咨询服务中心（例如，在一家国家机构或三级医院进行建设）。
- 开发课程、培训材料、线上学习工具和实践社区，建设和保持机构中医务工作者职业健康与安全负责人（单位）的核心胜任力。
- 制定标准，为不同类型和层面医疗卫生机构职业健康和安全所需的人力资源规划确定人员配置需求。
- 为医务工作者职业健康与安全方面的研究和研究生培训提供激励措施。
- 建立机制，监测各级医疗卫生机构的培训需求，并定期提供医务工作者职业健康与安全方面的培训课程和持续的医学教育。

如合适，应该在国家和地区层面上，为核心培训队伍组织基于关键胜任力的"培训师资培训"项目，此核心培训队伍将负责为机构层面的职业健康与安全负责人（单位）提供培训，培训内容应包括在疫情暴发和突发事件期间的标准防范措施和工作场所规范的医疗卫生操作规程。

除了开展活动，应该为用人单位和劳动者提供在混合式学习环境中教育和培训的机遇，这包括标准化现场培训和数字化自学或在线教学/呈现性学习，以及证明胜任力后可获得的课后认证。专业协会和医疗教育机构能够作为培训和培训师的丰富来源。WHO通过OpenWHO和WHO学术提供了线上培训的全球资源，可用于国家一级培训的替代或补充（方框9）。

方框9　医务工作者的线上培训课程

OpenWHO课程《新冠感染中医务工作者的职业健康与安全》是一个免费的线上课程，大约需要一小时完成。此课程涵盖了医务工作者的感染、物理和社会心理风险，以及在其进行医疗卫生服务时应提供的基本的职业健康与安全。本课程的目标是在医务工作者间构建知识、提高技能，以便他们能够更好地保护自己和他人免受职业风险，从而能够安全有效地工作（见：https://openwho.org/courses/COVID-19-occupationalhealth-and-safety，2021-10-11访问）。

WHO学术（the WHO Academy）为IPC和职业健康创立了一个特别版块，其中有数个在线课程，包括关于使用个人防护用品的强化实战训练（https://www.who.int/about/who-academy，2021-12-8访问）。

WHO的快速应对培训还包括一个针对快速反应小组的特殊需求而制作的职业健康版块（https://extranet.who.int/hslp/training/enrol/index.php?id=327，2021-10-11访问）。

美国OSH学术（the OSH Academy of the United States of America）也提供了大量关于医务工作者职业健康与安全的一般和特殊课程（https://www.oshatrain.org/pages/hospital_safety.html，2021-10-11访问）。

根据卫生系统和医疗卫生机构的采购系统，组织集中采购一些能够抵抗卫生部门最常见的职业性有害因素、保护医务工作者的健康与安全的商品或许是高效的。这类商品应包括疫苗、个人防护用品、患者搬运辅助设备、安全针具装置、减少工作场所暴力和骚扰的安保用具（监控摄像头和紧急呼救按钮）、制冷饮水机（用于热应激）、手卫生台及其他等。集中采购能够确保这些设备充足、高效、花费合理（把钱花在刀刃上）。

1.4　服务的提供

关键可交付成果：

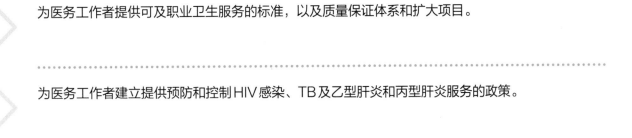

为医务工作者提供可及职业卫生服务的标准，以及质量保证体系和扩大项目。

为医务工作者建立提供预防和控制HIV感染、TB及乙型肝炎和丙型肝炎服务的政策。

　　医务工作者的职业卫生服务是单位或诊所为医疗卫生机构及其工作者提供的专业服务，旨在预防由工作引起或加重的健康损害。这种服务主要针对职业事故、疾病和工伤的预防，包括风险评估、即时干预、康复、为工作所开展的医学评估、健康与福祉的促进和培训（方框10）（49）。为了有效实施，此服务应该配备多学科的团队，具备职业医学、职业卫生、职业卫生护理、工效学、组织和临床心理学及其他与所负责任性质相关领域的专业训练和经验。医务工作者的职业卫生服务应该配备专业人员、具备相关知识、配置相关设备，以解决医务工作者特有的健康需求，保护医疗照护场所的健康与安全，提供卫生服务。

方框10　职业卫生服务的基本功能

　　国际劳工组织《职业卫生服务公约》（第161号，1985年）及其配套的《职业卫生服务建议书》（第171号）为劳动者（包括公共服务的劳动者）人人享有职业卫生服务提供综合性方法（29，50），该综合性医务工作者职业卫生服务的基本功能应该包括：

- 职业健康风险评估，确定职业性有害因素、相关健康风险和预防与控制措施的可及性与有效性。
- 根据与其特有工作和工作场所相关的职业健康风险，开展对医务工作者的医学监护，包括在如下情况下进行适当的医疗检查和检验：在工作场所和工作任务分配的变化前后、定期身体和精神健康评估、长期病假重返工作岗位和就业终止时。
- 监测工作环境和工作实践中可能影响劳动者健康的因素，包括由用人单位提供的卫生设备、餐厅和住房。
- 对工作规划和组织提供咨询，包括工作场所的设计，工作中使用的机械和其他设备的选择、维护与使用条件，以及工作中使用的物质。
- 参与选择足够的个人防护用品，组织适合性检验（如果要求），给劳动者提供个人防护用品的穿脱培训。

- 工伤和职业病的早期诊断、报告、治疗和康复，包括适当时对提请赔偿要求的支持。

- 对突发事件的防范准备，急救服务，与HIV与乙肝病毒接触后预防措施的提供。

- 根据医务工作者接触疫苗可预防性疾病的病原体的风险和国家疫苗接种项目，开展医务工作者的免疫接种。

- 在医务工作者中开展意识提高活动和加强采纳预防性干预措施的活动（如疫苗、暴力与骚扰预防、促进精神健康、安全搬运患者、工伤预防）。

- 提供康复指南，以帮助医务工作者在患病后继续工作或尽早重返岗位。

- 组织对弱势劳动者的保护，如患有慢性病、精神健康问题和残疾的劳动者，并解决女性工作者的特殊健康需求。

- 如合适，组织和提供精神健康、社会心理支持和追踪行动的服务及对工作场所暴力、骚扰的受害者的支持。

- 对医务工作者和健康与安全委员会成员进行关于医疗保健机构的全面工作改进和特殊职业健康风险预防的培训。

- 组织健康促进活动，解决普遍的行为性风险因素，如吸烟和药物滥用、缺乏身体锻炼、不健康的饮食等。

- 收集数据和保存记录，包括个人健康记录、疫苗记录、意外接触与事故报告和培训记录。

职业卫生服务机构的设立应该由法律或法规、与劳动者和用人单位组织的代表磋商后的集体协议或其他任何被主管部门批准的方式规定。

来源：

Occupational Health Services Convention，1985（No. 161）（https：//www.ilo.org/dyn/normlex/en/f?p=NORMLEXPUB：12100：0：NO：：P12100_ILO_CODE：C161，2021-10-28访问）

Occupational Health Services Recommendation，1985（No. 171）（https：//www.ilo.org/dyn/normlex/en/f?p=1000：12100：0：NO：12100：P12100_INSTRUMENT_ID：312509，2021-7-15访问）.

职业卫生服务可能作为单个医疗卫生机构（如大型三级医院）内的一个单位组织开展，或在合适时作为多个医疗卫生机构的共享服务，或作为一项外部服务。此选择可能要根据财政、设施和合格人员方面的可用资源定夺。

国家医务工作者职业健康与安全项目应该明确提供医务工作者职业卫生服务的最低标准以及符合国家要求的质量保证系统（参见方框11中巴拉圭的实例）。该项目也应该制定战略规划，根据当地情况，扩展医务工作者职业卫生服务的覆盖率。

职业卫生服务的提供不减少用人单位在医务工作者职业健康与安全上的责任，并适当考虑到劳动者参与职业健康与安全措施的责任，职业健康与安全措施不得由劳动者支付任何费用，这些服务对医务工作者和患者的益处证明这项支出是合理的，应该定期评估职业卫生服务的绩效。

方框11 巴拉圭医疗卫生机构的职业卫生服务

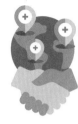

2019年，巴拉圭公共卫生和社会福祉部颁布了一项执行令，要求有150名及以上劳动者的医疗保健机构建立职业卫生服务机构，配备职业医学、卫生、安全、心理学和工效学方面的专家，该职业卫生服务的职能包括：

- 识别、评估和控制可能影响劳动者健康的工作有关因素，包括生物、物理、化学、工效学、社会心理学（工作压力、倦怠、不良工作组织、暴力和骚扰）及安全风险。
- 根据现行法律要求进行入职、定期和离职体检，并保持更新劳动者职业健康档案。
- 对工作相关疾病和缺勤进行监测、登记，并向主管部门报告。
- 调查已发生的工作相关事故和职业病，判断原因并采取必要的纠错措施。
- 收集、准备并更新劳动者的发病率与死亡率数据。
- 协调机构的不同部门（单元）健康促进和预防医学领域的活动，并提供咨询建议。
- 确保用于提供急救和医疗与康复服务的物理空间的可及性，并给之配备医疗和护理人员、社会服务劳动者、设备和必要的物资。
- 确保急救包可及、有标识、方便拿取，以提供急救；一份受伤或生病劳动者可以转诊的应急单位的地址和电话号码详细清单；转诊系统，可将生病或受伤劳动者转诊至可继续其医疗或康复治疗的卫生服务机构。
- 促进安全行为，对劳动者进行职业性有害因素、职业风险的预防与控制、健康促进和疾病预防方面的培训，并对安全、卫生和职业医学的全面规定进行培训。
- 促进并协调面向医疗卫生机构劳动者的身体运动、娱乐和文化活动。
- 收集并保持更新与职业风险有关的工作伤亡事故、职业病和缺勤的统计数据。
- 为防止劳动者工作能力下降，与专业康复方面的主管机构合作与协调。
- 推荐、监测和监督个人防护用品的使用，以预防医疗照护场所中职业性有害因素相关的风险。
- 推荐配置一个物理空间，用于为劳动者准备食物和就餐及提供新鲜饮用水。
- 根据现行法规，开展其他相关活动。

来源：Resolución SG No 486. Asunción：Government of Paraguay；2019（http：//portal.mspbs.gov.py/mecip/wp-content/uploads/2012/03/RESOLUCION-SG.-N%C2%B0–486–19-Programa-de-Salud-Ocupacional.pdf，2021-10-11访问）。

职业性感染，如HIV/AIDS、TB、乙型肝炎和丙型肝炎、COVID-19，给全世界卫生人力带来了重大压力，尤其是在中低收入国家。当医务工作者在一线提供医疗照护时，他们或许需要充分获得针对这些感染防控的健康服务。方框12提供了对医务工作者获得AIDS和TB预防、治疗和照护服务的关键建议。

方框12　WHO/ILO/UNAIDS 对医务工作者获得 AIDS 和 TB 预防、治疗和照护服务的指南

WHO/ILO/联合国艾滋病规划署（Joint UN Programme on HIV/AIDS，UNAIDS）政策指南为改善医务工作者获得 AIDS 和 TB 预防、治疗和照护服务的途径提供了明确的建议，强调了以下要点的重要性（51）：

- 推动医务工作者优先获得如上服务。
- 实施支持性政策，加强基础设施建设。
- 提供培训和实践准则。
- 为项目、材料和药物分配资金。
- 制定合理的调换工作和赔偿方案，在合适时，包括在职业获得性疾病的事件中的带薪休假、提前退休抚恤金和死亡抚恤金。
- 从国家到医疗卫生机构层面，在多重利益相关方的投入下，监测结构、过程和产出。

来源：Joint WHO/ILO/UNAIDS guidelines on improving health worker access to prevention treatment and care services for HIV and TB（https://www.who.int/publications/i/item/9789241500692，2021-6-8访问）（51）.

在一些国家，省和地区的卫生队伍在保护医务工作者的健康与安全方面发挥着关键作用，并且或可在一些行政辖区内起主要作用。这种队伍在明确界定的行政区域内运作，在此，地方政府和管理部门承担了国家政府的部分责任，且当地设有供转诊的综合医院（ *34* ）。

因此，开发医务工作者职业健康与安全的地方项目可能很合适，使国家项目的要素适应当地情况，同时符合国家立法、法规和政策的要求。省、区域或地区的健康管理队伍能够作为个体医疗卫生机构和国家层面之间的桥梁，组织活动，开展能力建设并收集数据，提供技术支持和其他合适的职能。方框13中描述了澳大利亚某地区医疗照护机构网络的职业健康政策的范例。

方框13　澳大利亚地区医疗照护机构网络的地方职业健康政策

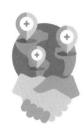

西澳大利亚国家卫生服务中心（The Western Australia Country Health Service，WACHS）颁布了一项职业健康与安全政策，确保其符合《职业安全与健康法》（1984年）规定的法律责任，为全国劳动者提供安全的工作场所。此政策声明了WACHS对遵守或超越职业健康的法律要求的承诺，鼓励选举安全委员会，提供医疗卫生照护环境中当前及相关的健康与安全信息，并在安全报告和调查中采用磋商性的方法。此政策还概述了WACHS作为用人单位的作用和责任，以及地区协调员、健康与安全委员会及其代表、劳动者、一线管理者、高级管理者和执行领导人的责任。

来源：Occupational Safety and Health Policy. Perth：Government of Western Australia Country Health Service；2021（https：//www.wacountry.health. wa.gov.au/~/media/WACHS/Documents/About-us/Policies/Occupational-Safety-and-Health-Policy.pdf，2021-10-11访问）.

地方或地区的健康管理队伍或许会决定指派一名经过职业健康与安全培训的卫生官员，以监管和指导行政区域内的医疗卫生机构的职业健康与安全管理，并与地方或地区当局及专业机构、当地卫生部门的劳动者和用人单位代表及其他当地利益相关方合作。

地方或地区的卫生官员在医务工作者职业健康与安全方面的职能可能包括：

- 与负责医务工作者职业健康与安全的国家单位形成联盟、协调和合作。
- 监督医务工作者劳资联合职业健康与安全委员会的建立和运行。
- 监督所有医疗卫生机构中医务工作者职业健康与安全负责人（单位）的委任和运行。
- 审计医疗机构中职业健康与安全。

- 给医疗卫生机构提供技术支持，以确保其遵守职业健康与安全法规及相关国家指南和标准操作规程，并在合适时与负责职业健康与安全法规执法的当局形成联盟，协同工作。
- 与其他部门、当地当局和利益相关方（如医务工作者的工会和专业协会），以及卫生部门的用人单位（如医院联合会）合作，促进医务工作者的职业健康、安全和福祉。
- 对在医疗卫生机构的建筑设计、建设和重建中整合职业健康、安全和福祉的措施提出建议，并在合适时进行监督。
- 确定在职业健康与安全方面人力资源发展的培训需求。
- 制定职业健康与安全项目的实施计划，并分配资源。
- 监测和评估医疗卫生机构中医务工作者职业健康与安全项目的实施情况。
- 组织当地医务工作者开展促进健康行为和安全操作的活动。
- 与医疗卫生机构的领导者协同工作，促进预防文化，鼓励报告和调查职业健康与安全的无伤亡事故、职业病及工伤。
- 与社区领导合作，促进社区中医务工作者的职业健康与安全，包括社区健康工作者与传统治疗医生。

设立指标、监督地方或地区职业健康与安全项目的实施情况或许也是必要的。这些指标应该与国家层面建立的指标一致，并与国家卫生信息系统相符，方框14列举了桑给巴尔在地区层面的监测指标。

方框14　坦桑尼亚联合共和国的桑给巴尔在地区层面的监测指标

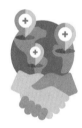

桑给巴尔关于卫生系统中职业健康、安全和福祉的国家政策指南确定了以下地区层面的年度监测指标（40）：
- 覆盖职业健康与安全的医疗卫生机构监察（监督）的数量；
- 医疗卫生机构关于职业健康与安全的培训课程的数量（负责人-单位和委员会成员）；
- 接受了职业健康与安全培训的医务工作者数量；
- 用于职业健康与安全上的资金（人力资源、培训、安全设备、个人防护用品、信息交流材料等）；
- 设有指定的职业健康、安全和福祉负责人（单位）的医疗卫生机构的数量；
- 拥有10名以上永久劳动者的，并已建立职业健康、安全和福祉劳资委员会的医疗卫生机构的数量。

来源：The Zanzibar policy guidelines for occupational health, safety and wellbeing of workers in the health system. Ref：（40）.

机构层面的职业健康与安全项目应该与各机构的具体情况和风险相适应，与国家法规、政策和地方项目保持一致。这类机构项目应该建立一个职业健康与安全管理系统，以此为基础，为医疗机构中的劳动者及医疗机构管控下的其他人员，如分包商、志愿者、实习生和社区健康工作者，设定工作条件持续改善的目标。

职业健康机构项目的基本原则包括：

- 在所有医疗机构中创建预防性的健康与安全文化。
- 具有主动性，而不是应对性。
- 评估职业风险并在源头上予以控制，而不是仅仅管理风险的效应。
- 促进劳动者、劳动者代表及利益相关方的积极磋商，平等参与。

医疗卫生机构的职业健康与安全项目或许包括了以下关键要素：

- 机构的职业健康与安全政策。
- 机构的医务工作者职业健康与安全负责小组。
- 劳资联合健康与安全委员会。
- 信息、教育和培训。
- 职业性有害因素的评估、控制和消除。
- 医务工作者的免疫接种。
- 无伤亡事故的记录、调查和报告。
- 职业病与工伤的早期检测、诊断、治疗、照护、报告和支持。
- 监测和评估。
- 环境卫生和可持续性。

3.1 机构关于职业健康与安全的政策

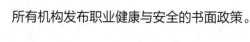

关键可交付成果：

> 所有机构发布职业健康与安全的书面政策。

在医疗机构中管理健康与安全以及提供卫生服务最有效的策略是将职业健康与安全纳入机构管理目标。以与完成财务、服务或质量目标相同的方式完成健康与安全的目标，有助于在健康与安全方面达到高性能标准，或许还有助于留用医务工作者，提高患者的满意度和安全。

图2说明了职业健康与安全管理体系的基本组成部分。此管理体系包括开发职业健康与安全的政策、良好的职业健康与安全活动组织、细致的规划和实施、监测和评估，以及持续改进系统的行动。

与国家政策保持一致，每个医疗机构应该开发自己的职业健康与安全政策，并与该机构的规模和类型相适应（方框15）。机构的职业健康与安全政策应该由用人单位或其代表（如机构管理者）在与劳动者及其代表和其他利益相关方磋商后制定，明确规定：

- 依据国家政策与法规，保护医务工作者职业健康与安全的义务和责任。
- 医务工作者职业健康与安全负责小组的职能。
- 劳资联合健康与安全委员会的建立和作用。
- 配备经充分培训和认证的职业卫生专业人员，确保职业卫生服务可及（提供确保个人健康信息保密的服务）。
- 由医疗卫生照护机构提供的专门项目，例如：
  - 疫苗接种；
  - 医务工作者健康监护；
  - 精神健康和社会心理学支持；
  - 暴力和骚扰的预防；
  - 报告病原体意外接触和暴力骚扰事故的免责环境。

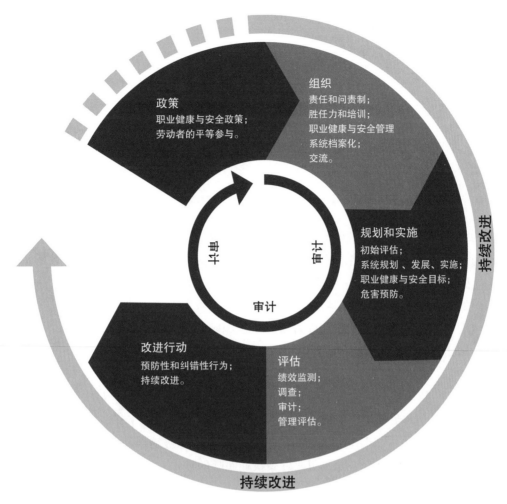

图2　职业健康与安全管理体系

来源：ILO，2001（*2*）。

　　劳动者应对该政策进行讨论，如果达成一致，应该将该政策张贴在医疗卫生机构中的醒目区域。应该用劳动者容易理解的语言或媒介，使每位劳动者关注职业健康与安全领域的政策，并安排相关的信息交流，根据这些安排落实各种责任。也应该进行定期评估信息，以确保信息按照法定要求更新。

方框15　新西兰机构关于医务工作者职业健康与安全的政策

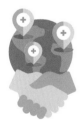

　　为了确保给所有劳动者、患者、承包商、学生、志愿者和访客创造一个健康与安全的工作环境与文化，新西兰一家三级外科医院制定了一项关于健康与安全的政策，此政策文件包含了清晰的目标、实施计划和不同角色的责任，包括医院管理层、劳动者、承包和分包商、学生和访客的责任。

来源：Health and Safety Policy. Dunedin Mercy Hospital（https://www.mercyhospital.org.nz/assets/Policies/HealthandSafetyPolicy.pdf）Ref：（*52*）.

3.2　职业健康与安全的负责单位

关键可交付成果：

> 所有医疗机构指定和培训职业健康与安全的负责人（单位）。

....

医疗机构的管理者应该指定一名负责医务工作者职业健康与安全的负责人，根据机构的政策决定其职能，并使其与感染预防控制及患者安全负责人合作。该机构的职业健康与安全负责人应该强制遵循专业伦理准则，并独立做出专业决定。

在规模较小的医疗机构，医务工作者职业健康与安全的负责人或许仅此一人，肩负着职业健康与安全的职责，其职能能够与其他类似的职能联合履行（例如照护质量、患者安全、感染预防与控制、环境健康）。在规模较大的医疗机构，为了实现该功能，或许可以建立内部的职业卫生服务机构，包含几个多学科服务组成部分。

当资源不容许机构层面获得经过了充分训练和资格认证的职业健康专业人员时，负责单位在医务工作者职业健康与安全方面的最低培训应该至少要求完成《改善医护人员工作条件》（*Work Improvement in Health Services*，HealthWISE）培训（*53*），或者其他必要的、同等级培训项目。在此情况下，只要切实可行，最好能获得地方或省级层面经认证的职业健康执业医师的技术支持。方框16列出了机构职业健康与安全负责人（单位）的核心胜任力。

方框16　医疗卫生机构中职业健康与安全的负责人（单位）的核心胜任力

由于其任务错综复杂，职业健康与安全的负责人（单位）最好应该有医疗或护理背景及多学科技能，其核心胜任力应该包括：

- 识别工作环境中潜在的有害因素，开展风险评估，并提供关于控制措施的咨询意见和信息；
- 以一种相关的、简洁的和系统的方式记录和分析临床和职业史，包括职业接触史；
- 以患者和其他利益相关方理解的方式与其进行有效交流的能力，包括语言能力和书面能力；
- 评估工作中的损害、残疾和工作适合性并提供咨询的能力；
- 充分被告知与工作场所环境相关的法律、法规、实践准则和指南；
- 理解提供医疗服务的内容和过程；
- 理解如何让一个团队高效运作；
- 理解医务工作者和照护安全与质量、患者安全、感染预防与控制之间的关系；
- 理解管理、项目规划和评估的基本原则与实践的能力；
- 评估促进更健康行为的需求的能力。

改编自：Lalloo D，Demou E，Kiran S，Gaffney M，Stevenson M，Macdonald EB. Core competencies for UK occupational health nurses: a Delphi study. Occupational Medicine. 2016；66（8）：649–55. https：//doi.org/10.1093/occmed/kqw089.

医疗卫生机构中职业健康与安全的负责人（单位）的任务或许包含以下内容：

- 在与管理层和劳动者密切磋商后，制定医疗机构中职业健康与安全的内部规定、政策和标准操作规程，一经发布，确保张贴到公告栏，并被所有劳动者熟知。
- 提议将职业健康与安全措施纳入医疗卫生机构的全面管理和行动计划。
- 实施职业健康与安全有害因素的识别和风险评估。
- 帮助用人单位或机构管理者为医疗单位建立职业健康与安全委员会，同时代表医疗卫生机构管理层和劳动者，包括其代表人。
- 如适合，开发基于风险的医学监护项目、工作适合性项目、职业健康与安全促进项目，以及特定内涵下的信息、教育和交流活动。
- 在免责环境中调查劳动者报告的无伤亡事故、职业病和工作意外。
- 依据国家法规，支持对工伤和职业病的报告、记录和上报。
- 如适合，与利益相关方开展劳动者康复和住宿方面的合作。
- 与医务工作者及其代表合作并进行磋商，以确定其担心的问题、要求和解决方案。
- 根据国家或医疗卫生机构的感染预防控制指南，促进并监测医务工作者职业感染预防控制措施的落实。
- 建议以保护和促进医务工作者职业健康和安全的方式组织工作和采购。
- 在医疗卫生机构中，给职业健康与安全委员会的成员、一线管理者和行政管理者提供工作改进培训。
- 在劳动者中促进建设预防性文化和充满尊重的工作场所，促进健康与安全的医疗操作行为和健康行为。
- 在医疗卫生机构支持对工作场所暴力和骚扰（任何语言和身体虐待，包括性骚扰）零容忍的政策和措施，采取保护医务工作者健康与安全的措施。
- 准备年度报告，向医疗卫生机构领导者、职业健康与安全委员会和省级卫生管理团队报告，内容包括保护和促进职业健康与安全所采取的措施，该医疗卫生机构中所登记的无伤亡事故、职业病和工作中的伤亡事故。
- 为应急程序、意外事件和急救制定计划。
- 参与个人防护用品、更安全的医疗设备和职业卫生服务用品的采购。
- 配合并协助为此医疗卫生机构提供服务的职业卫生专家。

3.3 健康与安全委员会

关键可交付成果：

> 受委托权限，包括设立劳资联合健康与安全委员会的结构、作用和构成要求。

> 确定劳资联合健康与安全委员会的成员，并进行改善医疗卫生服务工作场所的基本要素培训。

> 该工作中的健康与安全委员会定期召开会议，会议文件存档。

国际劳工组织已经确认，职业健康与安全（occupational safety and health，OSH）联合委员会是用人单位和劳动者在工作的健康与安全上合作的最有效形式。国际劳工组织将OSH联合委员会定位为"一个由劳动者和用人单位代表组成的双边机构，在工作场所建立，负责各类能确保用人单位与劳动者之间合作的职能，以便实现并确保健康与安全的工作条件和环境"。依据国家惯例委派劳动者的安全代表或这类委员会成员，且劳动者应该至少拥有和用人单位代表平等的代表权（54）。国际劳工组织的出版物《职业安全与健康联合委员会》（Joint OSH Committees）在OSH联合委员会的建立、构成和职能方面提供了全面指导。

根据国家法律，若医疗卫生机构永久雇员数量超过了国家明确规定的人数，将要求机构建立一个工作中劳资联合健康与安全委员会（健康与安全委员会）。可由如下代表组成此委员会：

- 医疗卫生机构的管理者或其代表。
- 职业健康与安全的负责人（单位）或其他相关机构功能团，如感染预防控制和人力资源。
- 如果可及，包括一位职业卫生服务专家。
- 根据国家职业健康与安全法规委派的劳动者代表。

健康与安全委员会应以实现性别平衡为一个目标，并明确来自临床和辅助职能的医务工作者公平的代表性，反映劳动者的多样性（如社会少数群体，流动工作者和残疾者），应该在机构的职业健康与安全政策中明确委员会的组成及其会议的频率，该委员会的会议应该予以记录，并提交给机构管理者采取行动予以落实。

该委员会应该投入到其医疗卫生机构的职业健康与安全政策的制定，领导其实施，讨论所有无伤亡事故、职业病和工伤的病例以及劳动者对于职业健康与安全问题的申诉，还应该向该医疗卫生机构的管理者提出建议的行动措施（方框17）。

方框17 菲律宾卫生部门职业健康的劳资联合委员会

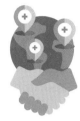

由菲律宾卫生部批准的、有关管理公共卫生工作者职业健康和安全的指南中定义了医疗机构中劳资联合委员会的责任和职能，这些指南陈述了在每个医疗卫生机构中，劳资联合委员会应该：

- 规划和开发该医疗卫生照护机构的职业健康与安全项目；
- 根据政府预防工作场所疾病和工伤的法规，指导医疗卫生照护机构努力改善OHS；
- 每月至少召开一次OHS会议；
- 审查关于监督、事故调查、疾病暴发和OHS项目执行情况的报告；
- 向医疗卫生照护机构的领导提交关于委员会会议和活动的报告；
- 在监督机构合理开展其活动时提供必要的协助，如对此令的规定进行执法；
- 开展和监督医务工作者的OHS培训；
- 制定并维护应急计划，根据需要，组织服务于突发事件的服务单位，以应对这类情境。

来源：Guidelines governing the occupational health and safety of public health workers. Republic of the Philippines Department of Health. 2012（https://dmas.doh.gov.ph：8083/Rest/GetFile?id=336909，2021-12-2访问）（55）.

3.4 培训、安全情况介绍会与风险交流

关键可交付成果：

> 医疗卫生机构的所有职业健康与安全负责人（单位）和健康与安全委员会成员依据核心胜任力，接受培训并获得资格认证。

> 针对所有医务工作者和特定目标人群设计、计划和实施的常规培训项目和安全情况介绍会计划。

为了确保创建一个健康与安全的工作环境，用人单位有责任在所有层面提供定期的职业健康与安全培训及情况介绍会，受众包括一线管理者、医务工作者、机构支持者、分包商和医疗卫生机构管控下的社区卫生工作者。应该进行阶段性需求评估，以指导培训项目，并确保该医疗卫生保健机构所有具体的职业性有害因素及其预防与控制措施的培训需求得到识别和满足。

该医疗卫生机构层面的职业健康与安全负责人（单位）负责培训健康与安全委员会、一线管理者和行政管理者。或在必要情况下，这项培训也可以由有胜任力的外部提供方提供。健康与安全委员会成员

需要理解法律所赋予的权利和责任；他们应该接受如何识别有害因素和控制风险、如何获取数据和支持性信息的培训。一线管理者和行政管理者应该熟悉劳动者的健康与安全基础知识（如风险评估、控制措施、无伤亡事故调查和报告、交流、组织和领导的技巧等），强调他们直接负责领域的相关知识。他们也必须学习这个领域为什么对患者安全重要，以及用人单位的法律责任是什么。医务工作者必须接受信息和指导，内容包括关于医疗照护场所普遍的职业健康与安全有害因素，面临的风险和控制措施，如何安全工作的医疗操作规程，无伤亡事故报告的重要性，就业前、阶段性退出和重返工作后的健康体检，法律所赋予的权利和责任。必须定期提供教育，让劳动者保持、更新和提高他们的技能和知识，所有的培训材料必须被国家层面的专家所接受并认定可靠（方框18），OpenWHO和WHO学术网站是其他有价值的培训材料来源，能够用于替代或补充培训（见方框9）。

　　培训的周期将取决于培训者的职业健康与安全经验以及培训的目标；然而，2～3天的短期课程或许已经足够，并需有培训后的能力评估和结业证书。应该将这项训练纳入就业前培训，此后定期开展，还应在医务工作者调整至新的岗位或工作环境、面临不同的职业性有害因素接触时开展培训。

方框18　HealthWISE：ILO/WHO用于改善医护人员工作条件的国家培训工具

　　ILO/WHO的HealthWISE工具包是一个操作性的、平等参与性的质量改进工具，融行动于学习，鼓励管理者和劳动者共同努力改善工作场所和医疗操作行为，聚焦于改善成就，促进简单和低成本措施的应用，以干促学，强调信息交流。

　　该方法的假定条件是医务工作者最了解其工作条件，并通常对改善方法有新招。

　　此工具包包括两部分：

- 一份为行动手册，供经过培训的劳动者在医疗卫生机构中使用（53）；
- 一份为培训师资指南，提供组织和开展HealthWISE培训会的指南和资源。

　　此工具包有多种语言版本，且配套标准的幻灯片展示文稿，以供培训小组使用。

来源：ILO/WHO. HealthWISE Action Manual. Work improvement in health services. 2014（https://www.ilo.org/global/docs/WCMS_237276/lang-en/index.htm，2021-10-11访问）.

　　许多国家已经使用了HealthWISE，为改善医疗卫生部门工作条件进行能力建设。例如在中国，此工具包已经被翻译成中文，并于2016年正式出版。在2020年8月前，中国组织了7次HealthWISE培训师资讲习班，涵盖全国130家医院及超过450名医疗卫生专业人员。此培训优先考虑了HealthWISE中关于职业性有害因素的综合控制、肌肉骨骼疾病、生物有害因素与感染预防，以及处理歧视、骚扰及暴力模块。

来源：Zhang M. Occupational health for health workers in China before and after COVID-19. International Commission on Occupational Health（ICOH）Newsletter. 2020；2：21–6（http://www.icohweb.org/site/pdf-viewer/viewer.asp?newsletter=icoh_newsletter_vol18_no2.pdf，2021-10-11访问）.

3.5　评估和减少职业性有害因素

关键可交付成果：

> 定期开展职业性有害因素及其控制措施效果的评估，文件存档。

> 制定并实施改善工作条件的行动计划。

职业健康与安全项目的基本目的是职业病和工伤的第一级预防。这要求定期评估和减少工作场所的风险，即发现并测量有害因素、接触水平及其控制措施的效果。通常用风险评估工具、指南或检查清单开展此工作，而所有的医疗卫生机构都应该能得到这些工具（方框19），以方便定期开展职业健康与安全风险评估及其现有控制措施的效果评估。

医务工作者职业健康与安全的负责人（单位）及健康与安全委员会应该开发用于开展职业健康风险评估的工具，并培训其他劳动者如何使用。

除了综合风险评估（即通过定期的有害因素巡查来发现并测量有害因素），或许还需要聚焦于评估特殊的职业性有害因素和预防措施，例如：

- 感染预防与控制。
- 患者搬运。
- 暴力和骚扰。
- 社会心理学风险。
- 工伤风险。
- 接触辐射和有害化学物质。

值得注意的是，如COVID-19疫情期间所示，医务工作者在通勤途中和社区中可能面临发生暴力和骚扰事故的风险（56），采用社区投入并启动沟通交流项目等措施，以预防羞辱医务工作者事件的发生，从而促进公众对医务工作者的尊重和认同。

方框19　医疗卫生机构的工作场所风险评估

欧洲工作安全与卫生局已经概述了用于开展工作场所健康风险评估的以下步骤（*57*）：

步骤1　识别有害因素和处于风险中的劳动者。使用检查清单、筛查工具或其他工具，能够获得对所执行的各项任务的潜在风险和有害因素的全貌。医疗照护部门众所周知的职业风险和有害因素包括生物性、肌肉骨骼、社会心理和化学性风险。

步骤2　评估并确定要优先解决的风险。评估在所执行的任务中识别出的个体风险，并判断是否必须采取措施，这取决于由风险导致的潜在健康问题的可能性和严重性。如果风险不可接受，则必须立即采取措施；如果风险短期内可接受，则容以后再处理。

步骤3　决定预防行动。预防的措施遵循优先采取等级的基本原则。如可能，应该预防风险而不是减少风险（例如，一种危险的化学物质应该被较不危险的化学物质替代）。另外，关于预防措施，应该考虑下面的优先采取等级的基本原则：

- 技术措施：如可能，应该用技术装置、技术辅助或建设措施减少风险。
- 组织措施：良好的工作组织和关于工作流程的书面组织协议能够避免或减少风险。
- 个人/个体措施：个别指导、培训及再培训措施（最重要）对劳动者健康与安全的可持续影响是必要的。

步骤4　采取行动。根据风险评估的结果规划必要的改善措施，明确谁在什么时候应该做什么以消除或控制这些风险。与每个相关的人一起建立行动措施的时间安排表，这一点十分重要。

步骤5　档案化、监测和评估。应该监测和评估所实施的措施，以确保它们是有效的，且未造成额外风险（例如，虽然消毒剂的使用保护劳动者免受细菌感染等生物性风险，但或许增加了发生皮肤问题的风险，这意味着将必须采用合适的皮肤保护等额外措施）。

来源：Occupational health and safety risks in the healthcare sector：guide to prevention and good practice. European Union（https://op.europa.eu/en/publication-detail/-/publication/b29abb0a-f41e-4cb4-b787–4538ac5f0238，2021-11-5访问）（*57*）.

3.6　医务工作者的免疫接种

关键可交付成果：

> 医疗卫生机构根据国家免疫接种政策和特殊职业健康有害因素，为医务工作者制定必要疫苗接种服务的政策。

> 无偿为医务工作者提供疫苗可预防性疾病的免疫接种，确保所有处于风险中的劳动者都接受了所有所需剂量的免疫接种，包括清洁工和废物处理工。

在提供适当照护的过程中，一些感染性疾病能够通过直接接触患者、其血液和其他体液而传播，故而医务工作者接触这类疾病的风险增加。洗手、标准危险废物处理和使用感染控制操作等标准防范措施构成了预防此类疾病的核心要素；此外，有效的疫苗也能够预防多种在医务工作者间广泛传播的感染性疾病（58）；但是，已接种疫苗的劳动者仍然需要采用标准防范措施和根据传播途径而采取的防范措施。

在疫苗可预防的疾病中，乙型肝炎和COVID-19在医务工作者中造成的感染风险最高。受到针刺伤后，易感医务工作者感染乙型肝炎的风险比感染HIV的风险更高，因此，乙肝疫苗的常规免疫接种是有效的预防策略。任何直接照护患者或处理被血液污染的物品的医务工作者，包括废物处理人员和在医疗照护机构接受培训的医学生，都应该在第0、1和6个月进行接种（59）。

为了帮助各国制定医务工作者疫苗接种的国家政策，WHO建议，期望医务工作者根据本国使用的国家疫苗接种计划完成所有的接种。WHO对医务工作者疫苗接种的此建议涵盖了乙型肝炎、脊髓灰质炎、白喉、麻疹、风疹、流行性脑膜炎、流行性感冒、水痘、COVID-19和霍乱的免疫接种（58，60，61）。当某些抗具体感染的有效疫苗存在、又未包括在国家免疫计划里时，应该对有高风险接触这些感染的医务工作者进行风险评估，根据评估结果决定是否引入其他疫苗。应该根据国家法律和/或惯例开展疫苗接种，医务工作者应该获得关于疫苗接种与否的利弊信息（方框20）；疫苗接种必须是免费的。

医疗卫生机构层面能够采取下列措施，以扩大疫苗接种的覆盖率：

- 识别高风险工作者，根据风险制定免疫计划，并在医疗卫生机构的各个层面实施，要覆盖所有类别的劳动者。
- 提供并促进免费的现场疫苗接种。
- 通过签署知情同意书或知情拒绝书鼓励平等参与；对医务工作者开展教育，内容包括有关疫苗可预防性疾病相关的职业风险、疫苗的效力和其他预防途径。
- 使用备忘录以确保完成疫苗所有针剂，在医疗卫生机构、地方和国家层面保存劳动者的免疫接种记录。
- 将免疫接种纳入就业前培训。
- 通过提供沟通信息、资源和奖励措施，以及定期监测疫苗覆盖面，履行管理层的承诺。

方框20　美洲的疫苗接种周

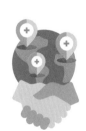

2002年，美洲两个国家的卫生部长提议了一项协调的国际疫苗接种工作，后来形成了美洲的疫苗接种周。对于庆祝疫苗效力、开展具体和有针对性的活动以及强调国家免疫规划所做的必要工作来说，这项启动计划是一个机遇，其核心法定任务是对很难或不能得到疫苗的人群提供援助并进行接种，并在确保人们从疫苗接种中获益、持续开展的工作方面提高公众的意识和政治与媒体的关注。

2019年，美洲的疫苗接种周于4月23日至28日举行。美洲内的各国评估了其优先事项，决定本周全国重点关注什么。其中一个国家，危地马拉，特别面向医疗卫生照护工作者，将其作为Tdap（破伤风类毒素、减毒白喉类毒素和无细胞百日咳）疫苗的接种者，并增强意识，关注其他对职业健康重要的疫苗可预防疾病（如乙肝、流感、麻疹）并预防这些疾病在医疗卫生机构中的传播。在这周内，超过5000剂Tdap疫苗提供给了医疗卫生照护工作者。在此案例中，医疗卫生部门认识到了职业健康的重要性，以及医疗卫生照护工作者通过不传播疫苗可预防性疾病，在确保患者安全中所能发挥的作用。

来源：Vaccination Week in the Americas（VWA）.Washington（DC）：Pan American Health Organization（https：//www.paho.org/vwa/，2021-10-11访问）.

3.7 无伤亡事故的记录、调查和上报

医疗卫生机构设有针对报告无伤亡事故的标准操作程序，如意外接触职业性有害因素（如针刺、血液喷溅、暴力和骚扰事件），同时消除报告的障碍，提供无指责的环境。

报告和记录接触职业性有害因素的无伤亡事故，后续调查其根本原因，然后应用合适的预防和/或控制措施，这一流程对医疗卫生机构健康与安全管理的持续改进很重要。此流程要求：无伤亡事故管理项目；报告、调查、纠错性行动及无伤亡事故追踪的标准程序；为所有医务工作者报告职业接触与事故创造一种文化，这种文化鼓励无伤亡事故报告、消除报告障碍和保证无指责环境。机构项目应该明确说明需报告的、影响医务工作者的无伤亡事故类型（例如，无保护地接触了血液和体液、针刺伤、意外接触有害化学物、有毒药物和辐射源、急性中毒和工伤），ILO 关于记录和报告职业事故与疾病的操作规程具体指导了如何为职业事故与疾病的记录起草法律、行政和操作性的框架（62）。

调查工作场所事故性接触有害因素或无伤亡事故的原因包括：

- 为了查明无伤亡事故原因，预防再次发生类似事件。
- 为了完全达到法律要求。
- 为了判断事故的损失。
- 为了遵守适用的法规（如职业健康与安全、刑法等）。
- 如果对受害者造成了损害，受理劳动者的赔偿要求。

鼓励报告事故的措施可包括：

- 制定清晰的、循序渐进的事故报告标准操作程序，解释从报告到采取行动中间要做什么。
- 设有简化的、避免官僚主义的标准化报告流程。
- 采用容易填写且所有劳动者容易获得的事故报告表。
- 确保在无指责环境中对所有已报告的事故进行合适的调查。
- 确保调查后采取了纠错行动。
- 对所有劳动者培训，内容包括报告、调查和激活纠错行动的完整程序。

事故报告和管理的步骤包括：

- 受影响的劳动者或其同事向该组织中的指定人员报告所遭受的事故。
- 向此次事故中的受伤者提供急救和医疗照护，并预防进一步的工伤或损害。
- 调查该事故，并收集数据。
- 分析该数据，确认此事故的根本原因。
- 对管理层报告此次事故调查，并提出建议。

医疗卫生机构中应该有经过适当培训的人员，例如职业健康与安全的负责人（单位）和健康与安全

委员会成员，他们能够进行初始评估和咨询，并在需要时转诊劳动者，进行随访。应该制定无伤亡事故报告和管理的相关信息，发生职业接触时医务工作者应该了解如何进入无伤亡事故报告和管理系统，并定期接受培训以熟悉报告流程（方框21）。

如果发生了血液接触的无伤亡事故，劳动者应该立刻报告接触情况，以评估对其采取接触后预防措施的需要。应该积极鼓励和奖励报告行为，因为这为进一步改进预防此类事故的措施提供了吸取教训的重要机遇。

方框21 葡萄牙医务工作者遭受工作场所暴力与骚扰的国家网络直报系统

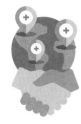

葡萄牙医疗卫生总局的网站上设计了工作场所中医务专业人员遭受暴力与骚扰行为的网络直报系统，可在一个抗击工作场所中对医务专业人员暴力与骚扰行为监测专题版块中找到（2006年4月7日信息公告第15号/DSPCS）。此直报系统中所有的数据都是匿名的。

此直报系统收集事故的一般信息，例如受害者的性别、年龄、专业分类就业状态、事故发生的场所和暴力与骚扰的类型。此系统还容许提供暴力与骚扰事故的更多细节：事故发生场所、发生日期和具体时间；施暴者的性别、年龄阶段、社会职业特征；暴力与骚扰事件对该受害者及其所在医疗卫生机构造成的后果；向该受害者提供的支持；机构采取的措施；对此无伤亡事故处理方式的满意度；关于此暴力与骚扰事故的类型在其发生的机构内是否典型的意见。

来源：National Incident Notification System. Lisbon：General Directorate of Health（https://www.dgs.pt/paginas-de-sistema/saudede-a-a-z/violencia/notificacao-online.aspx，2021-10-12访问）.

3.8 职业病和工伤的早期检测、诊断、治疗、照护、上报与支持

关键可交付成果：

> 无偿为劳动者提供职业病和工伤的早期监测、诊断、治疗、照护、上报与支持服务，包括职业性感染，如HIV感染、乙型肝炎、丙型肝炎、结核病、COVID-19，并始终保密。

HIV感染、结核病、COVID-19、乙型肝炎和丙型肝炎是医疗卫生部门一些最常见的职业性感染。然而，虽然医务工作者处于提供医疗照护的前线，但是他们获得的医疗服务或许有限。确保医务工作者对职业病和工伤早期监测、诊断、治疗、照护、上报与支持的可及性非常重要（相关疾病包括HIV感染、结核病、COVID-19、乙型肝炎和丙型肝炎），因为这将不仅改善医务工作者的健康与安全，还将改善对卫生人力的留用。方框22举例了南非夸祖鲁-纳塔尔省为医务工作者提供的HIV感染和结核病服务。应该依据国家法规对其他职业病和工伤进行诊断、治疗和康复。

用人单位有责任向相关部门上报所有的职业病和工伤，并向医务工作者提供有关已上报病例的信息，而且，如果医务工作者因工伤和职业病造成了收入损失，他们应该可获得经济赔偿。

方框22 南非夸祖鲁－纳塔尔省为医院的医务工作者提供的HIV感染和结核病服务

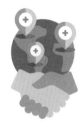

在南非夸祖鲁-纳塔尔省设有专门耐药结核病（tuberculosis，TB）病房的地区医院开展的一项操作性横断面研究发现，医院提供了以下服务：

- 新入职劳动者就业前健康筛查：健康史（包括结核病史）、健康体检、身高、体重、血糖筛查、尿常规、HIV咨询和检测，以及结核病症状筛查。
- 定期结核病症状筛查：体重监测、症状、胸部X线片，以及有症状者的痰样收集。
- 将诊断为结核病的医务工作者转诊入医院的结核病门诊、当地的初级卫生保健中心、职业健康临床或民营的服务提供方，进行治疗。
- 每月向当地医疗卫生和人力办公室报告劳动者中的结核病例并进行病例追踪。
- HIV咨询和检测。
- HIV接触后预防措施。
- 对HIV阳性劳动者进行异烟肼预防治疗，并将其重新分配到结核病低风险工作区。

来源：Tudor C，Van der Walt M，Hill MN，Farley JE，Occupational health policies and practices related to tuberculosis in health care workers in KwaZulu-Natal，South Africa（63）.

3.9 信息系统及监测

关键可交付成果：

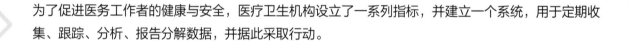

> 为了促进医务工作者的健康与安全，医疗卫生机构设立了一系列指标，并建立一个系统，用于定期收集、跟踪、分析、报告分解数据，并据此采取行动。

医疗卫生机构需要制定适当的程序，定期监测和记录在职业健康与安全方面的绩效。绩效指标的选择将根据机构规模和医疗卫生服务的特性，同时还依据国家和地方的医务工作者职业健康与安全指标，以确保可比性。这类指标既能够是定性指标，也能够是定量指标，同时应该反映出此医疗卫生机构职业健康与安全政策的承诺和目标，并可用于监测职业健康与安全项目的实施进展。主动的监测（包括完成具体计划、关键绩效指标、常规工作场所风险评估、劳动者的健康监护和法规依从性）对开展积极主动的、预防职业病和工伤的职业健康项目十分必要。而应对性监测旨在识别、报告和调查工作相关疾病与工伤、合计的病假报告、事故性接触病原体的情况、工作场所的暴力与骚扰事件、在健康与安全绩效上的缺陷和医务工作者的康复。方框23列举了坦桑尼亚联合共和国主动监测和应对性监测的指标。

方框23 坦桑尼亚联合共和国桑给巴尔地区在医疗卫生机构层面用于监测医务工作者健康、安全和福祉的指标

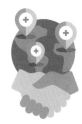

医务工作者健康、安全和福祉的国家政策指南要求医疗卫生机构每年向地区健康管理团队报告以下指标：

- 机构中是否设有劳资联合职业健康、安全和福祉委员会及其召开会议的次数；
- 医务工作者预防性体检的次数；
- 机构中是否设有职业健康与安全的负责人（单位）；
- 开展的有害因素巡查（即风险评估）数目；
- 用于职业健康与安全（如人力资源、培训、安全用具、个人防护用品、信息材料等）的资金；
- 已报告的血液接触事故（即血液喷溅、针刺和锐器伤）例数；
- 已报告的暴力与骚扰事故（即身体、语言和性骚扰）例数；
- 因腰背痛导致病假的例数和因病损失的工作天数；
- 已报告的工作事故次数；
- 已报告的疑似职业病病例数，如结核病、乙型肝炎和丙型肝炎、霍乱及其他职业获得性感染、腰背痛、乳胶过敏以及其他《ILO职业病名单（2010年）》上的疾病；
- 采取接触后预防措施的次数（HIV、HBV或HCV）。

来源：The Zanzibar Policy Guidelines for Occupational Health，Safety and Wellbeing of Workers in the Health System. Ministry of Health of Zanzibar. 2018（https：//www.afro.who.int/sites/default/files/2021–08/Zanzibar_Policy_Guidelines_web_ready.pdf，2021-10-25访问）（40）.

同样重要的是，要有程序和能力来收集相关信息，这些信息包括工作相关疾病、工伤和事故的所有病例及其对健康与安全绩效的影响。

3.10 环境卫生、可持续性与复原力

关键可交付成果：

> 医疗卫生机构提供充足的水、清洁和卫生（WASH）设施。

> 劳动者可及的福利设施（如个人卫生、更衣、休息和就餐）。

> 医疗卫生照护废物的安全处理和管理。

> 使用有害化学物质可及的安全规程。

> 在极端天气事件（如热浪或寒潮、飓风、洪水）中采取行动的标准操作程序，包括对医务工作者和急救者的健康与安全的保护。

安全饮用水和基础卫生设施的可及是医疗卫生机构中环境卫生管理最重要的要素。保护医务工作者职业健康与安全、提供安全的服务需要IPC活动和环境的清洁，而对于IPC活动和环境清洁的实施来说，水的可及至关重要。WHO关于医疗卫生机构中环境卫生管理的指南（64）强调了对以下要点的需求：

- 来自受保护的地下水源或经过处理的供应源的安全饮用水。
- 用于洗手的水。
- 不污染医疗卫生照护工作场所或供水系统的基础卫生设施。
- 定期清理表面和配置的清洁设施。
- 控制疾病传播媒介。
- 空气安全进入建筑，确保室内空气的健康与安全。
- 卫生促进的相关信息及其实施。

医疗废物被认为是有害物质，或许具有感染性、毒性或放射性（方框24）。医疗卫生机构应该开展合适的医疗废物安全管理项目，包括依据WHO《医疗照护活动所产生的医疗废弃物安全管理指南》（65）保护劳动者的健康和安全。

医疗卫生机构还应该制定合适的危险化学品与药物的安全管理措施，这些措施将包括：

- 工程控制（如密闭式自动清洁、消毒或灭菌机、局部排气通风系统、安全柜等）。
- 行政管理和组织措施（如限制进入有害工作区域、接触时间限制、工作轮换、禁止在有潜在危险物质接触的工作场所饮食、对劳动者进行安全使用化学品和急救的培训、化学安全数据清单的可及）。
- 个人防护措施（如选择并正确使用足够的个人防护用品、事故性接触时的急救和去污设施、对有接触风险的劳动者进行健康监护）。

方框24 马来西亚医疗卫生机构中有害化学物质的安全管理

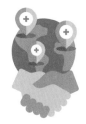

马来西亚医疗卫生机构中有害化学物质的安全管理指南涵盖了以下与化学物质管理相关的内容：

- 化学物质接触的潜在不良健康效应。
- 关于有害化学物质处理的现行法律。
- 在化学性搬运、运输、储存和废弃有害化学物质时，为相关劳动者制定健康与安全的工作操作规程。

来源：Guidelines on chemical management in health care facilities. Ministry of Health of Malaysia. Ref：（66）. 2010（https：//www.moh.gov.my/moh/images/gallery/Garispanduan/Guidelines_on_Chemical-1.pdf，2021-7-15访问）.

环境可持续的医疗卫生机构在改善、保持或恢复健康的同时，还充分利用恢复和改善环境的机遇，尽量减少对环境的负面影响。WHO的指南《气候复原性和环境可持续性的医疗卫生机构》（33）列出了在建立对气候相关灾害和应急情况的复原力时，保护医务工作者健康与安全的干预措施，例如：

- 评估潜在的工作场所有害因素，制定减少有害因素的措施。
- 确保提供可持续的水、清洁和卫生，以及化学和医疗照护废物管理服务。
- 确定人员的安全配置水平，使用轮班和资格证明系统，以确保系统充分运行。
- 灾难后帮助劳动者恢复的项目和社会心理学支持。
- 应对气候相关紧急事件的预警系统和减少风险规划。
- 对高温损伤和高温相关疾病的预防和管理。
- 在极端事件期间或之后所进行的安全和疏散保护应急计划。
- 保护劳动者与患者的安全和保障疏散的安保措施。
- 对劳动者进行在应急情况下保护其健康与安全的培训。

第二部分
项目的开发与实施

本部分根据各国的经验，为医务工作者职业健康与安全项目在各个层面（国家、地区和机构）的开发与实施提供了指南。

在国家和地区层面，卫生部或地区医疗队伍可能需要与其他相关的国家或地方政府部门（如负责劳动和就业、社会保障和社会保护的机构）磋商合作，还需要用人单位和劳动者组织代表的参与，并与其他公立和民营部门利益相关方（如医务工作者的专业协会和患者群体）磋商。医务工作者职业健康与安全项目发展过程的时间取决于政治抱负、国家和地方卫生系统的复杂度、职业健康技术能力的可及性和利益相关方之间的共识。

在机构层面上，职业健康项目的开发与实施需要持续的改进过程，用人单位、劳动者及其代表之间的定期对话，以及医疗卫生机构与社区中其他利益相关方的参与。

这个部分根据各国经验，为职业健康与安全项目的发展过程提供了信息。

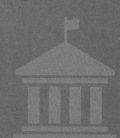

第四章

项目的开发

根据各国的经验，此项目的开发过程可包括以下步骤：

步骤 1： 为此项目开发发布政治承诺。

步骤 2： 评估此项目现状，提供基线数据。

步骤 3： 建立工作小组，确定最有影响力的利益相关方并保证其投入。

步骤 4： 起草此项目的首稿。

步骤 5： 进行可行性评估。

步骤 6： 召开会议，与关键的内部、外部利益相关方讨论首稿。

步骤 7： 完成第二稿并邀请所有利益相关方评价。

步骤 8： 最终定稿，获取批准，发布并传播。

值得注意的是，相关人员要认识到医务工作者职业健康与安全项目的开发是一个动态、反复、复杂的过程，因此，根据当地情况，部分以上步骤或许会同时开展、重复进行、以不同的顺序或在不同阶段进行。

步骤1： 发布政治承诺

政治承诺是指领导者决定行使其权力、影响力和个人投入，确保用于保护医务工作者健康、安全和福祉的行动得到关注、领导，获取资源和持续的政治支持，以改善医疗卫生部门的工作条件。此政治承诺往往通过准确理解医务工作者缺乏体面工作条件所造成的危机而得到重视。

广义的政治承诺指领导承诺。此领导层包括政治及政府的领导者和管理者，如部长、常任秘书长、项目管理者、地区领导、机构管理者等；它还包括民营部门医院联合会的领导者、医疗卫生部中用人单位及劳动者组织的负责人，医务工作者的专业协会、社会各级民间组织和社区领导，以及许多其他领导者（方框25和方框26）。

政治承诺能够通过以下几方面体现：

- 由最高管理层发表的政策陈述。在国家层面，此陈述可由卫生系统的领导者发布，如卫生部部长；而在机构层面，此陈述可由机构管理者或当地医疗卫生机构网络的公司执行官员发布；还可以关注与将要提供的照护服务有关的章程，对此类章程提供书面支持（endorsement）。
- 明确医务工作者职业健康与安全方面的预算分配。
- 在医疗卫生部门、当地机构网络或每个机构的预算内，将卫生财政资源总额的一部分专门用于医务工作者职业健康与安全。
- 承诺批准和应用相关国际劳工标准。

根据当地情况，或许可以考虑下列用于采取政策承诺的策略：

- 提高相关意识，明确医务工作者职业健康与安全项目的好处，如减少工伤、职业病和职业死亡的风险，改善照护质量和劳动者的精神面貌，履行用人单位承担的法定义务、照护职责和道德责任，提高生产效率，以及减少与工伤和职业病有关的直接或间接花销。此策略或许需要开展或利用国际活动（如世界知识产权日[①]或国际卫生和照护工作者年[②]），提高公众对这些问题的意识。
- 寻求与医疗卫生部门内外的关键行动者和利益相关方的密切合作，如卫生人力、照护质量、患者安全等，包括工会、医务工作者的专业协会、民间团体群体及社区领导。
- 创建业务范例，向不同的利益相关方说明此项目的附加值。
  - 对于医务工作者工会及专业协会的领导者，医务工作者职业健康与安全项目的实施有助于医疗卫生部门中的体面工作和有效尊重劳动者权利，能够减少劳动者遭受工伤和工作相关疾病，由此可以改善劳动者的健康，给工会或协会的成员提供更好的保护服务，如职业卫生服务、免疫接种和社会心理学支持。此项目的实施还将提高医务工作者对其领导者有能力做出改变的信任。
  - 对于医疗卫生机构和医院联合会的管理者，实施职业卫生措施有助于用人单位履行其照护职责及对职业健康与安全标准的法规依从性，减少缺勤，改善医务工作者的工作生产效率、精神面貌和人才留用；医务工作者工作条件的改善也是提高护理质量、患者安全和感染预防控制的因素之一。此外，该国家项目或提供一个公平竞争的环境，从而使所有的医疗卫生机构（无论公立或民营）在职业健康与安全的要求方面都能得到平等的对待。

---

① 见 https://www.who.int/campaigns/world-patient-safety-day/2020/campaign-materials.

② 见 https://www.who.int/campaigns/annual-theme/year-of-health-and-care-workers-2021/campaign-materials.

- 对于政府领导人和国家政策制定者，此医务工作者职业健康与安全项目能够说明，他们通过在医疗卫生部门中改善工作条件、尊重劳动者的权利、促进体面工作达到关爱医务工作者的目的。此外，这类项目不仅为公共卫生和具有共同目标的劳动者项目提供协同行动的机遇，还为关于职业健康与安全及促进医疗卫生部门体面工作的社会对话提供机遇。

• 利用现行职业健康与安全政策和法规，展示医务工作者职业健康与安全项目是如何符合国家议程框架的。
• 说明此项目将如何有助于加强卫生系统和总体健康目标，如国民健康全覆盖和健康劳动者。
• 鼓励遵守国际承诺，如联合国大会和世界卫生大会决议、国际劳工组织公约，这些国际承诺会持续强烈要求成员国为保护与保障医务工作者的健康、安全和福祉赋予更高的优先权。
• 为医疗卫生部门的职业健康与安全培养关键的人力资源能力。

方框25　新西兰为医疗卫生照护行业实施健康与安全标准的管理承诺

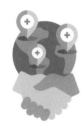

为了达到《就业健康与安全法（1992年）》和《就业健康与安全条例（1995年）》的要求（67），新西兰劳动部发布了《医疗卫生照护行业中提供设施和健康与安全通用指南》（*Guidelines for the provision of facilities and general safety and health in the healthcare industry*），此指南强调管理承诺，并将职业健康与安全纳入医疗卫生机构的业务战略，该指南中陈述：

"医疗卫生行业中最有效的健康与安全的管理方法是将健康与安全纳入机构的管理目标，能够采取系统性方法，使健康与安全目标与财政、服务或质量目标的管理方式相一致，这将帮助实现高标准的健康与安全绩效。"

"管理层的领导力和承诺为开展有效的健康与安全项目提供了必不可少的基础。能否成功协调员工的活动以实现共同目标，取决于管理层的承诺和投入度，这应该反映在管理者对组织中特殊健康与安全需求的了解和对达到高标准的信念。管理层要负责确保机构设有合适的政策、项目和充足的适当资源（包括人力和财政资源），以提供一个健康与安全的工作场所。"

来源：Guidelines for the provision of facilities and general safety and health in the healthcare industry. Wellington：Ministry of Labour（https：//worksafe.govt.nz/dmsdocument/389-guidelines-for-the-provision-of-facilities-and-general-safety-in-the-healthcareindustry，2021-10-12访问）.

方框26　泰国一家地区医院的职业健康、安全和环境政策

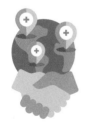

罗勇府医院决心通过管理工作和工作场所环境，保护劳动者、服务提供者和服务受众的安全，成为一家在提供职业卫生服务方面绩效卓越的医院。而职业健康、安全和环境是实现此医院愿景的一项重要活动，因此，罗勇府医院推行了以下政策，以制定职业健康、安全和环境方面的行动措施：

• 本医院将根据法律和其他要求，管理职业健康、安全和工作环境。
• 本医院将建立、维护并持续改进职业健康、安全和环境的管理系统。

- 本医院将按照工作计划持续支持职业健康、安全和工作环境，并对成果进行追踪。
- 本医院将为职业健康、安全与环境提供并支持充足和合适的资源。
- 本医院将改善工作环境和周围环境，使其对服务受众和服务提供方的安全提供保护。
- 本医院将支持交流和传播有关职业健康、安全和环境的信息与活动。
- 本医院所有人员在工作期间必须始终考虑到自身、同事、服务受众和医院财产的安全。
- 本医院安排定期评估此政策，以确保政策的持续适用性。

来源：Rayong District Hospital，Thailand（in Thai）（https：//www.rayonghealth.com/occ/attach/news_1560752183_Occupational%20Health%20Policy%20Announcement%20Safety%20and%20Environment.docx，2021-12-2访问）.

步骤2： 评估现状

在着手开发国家或机构的医务工作者职业健康与安全项目前，对工作的健康与安全进行一个快速评估是有用的。该评估报告需要逐条参照WHO/ILO全球框架的要点（见方框1），描述此国家卫生系统职业健康与安全的现状，这包括描述现存要点、空白、改善的需要、医务工作者和医疗卫生机构的数量、卫生系统的组织、职业健康与安全的法规和政策基础及其在医疗卫生部门的应用。关键利益相关方关于此现状的分析十分有用。

此报告的目标是为医务工作者职业健康与安全项目的开发提供基础。此报告能够综合现有证据、统计学数据、政府报告和文书、科研报告和出版物（方框27），它应该简短而简洁。附录1提供了一份国家评估报告的带注释大纲。

方框27 泰国医疗照护工作场所的职业健康与安全：现状和政策的实施

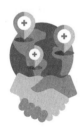

在泰国，约有30万名医务工作者在1300个医疗卫生机构中工作。2014～2017年，一份150家医院的调查报告显示医务工作者正接触着各种职业性有害因素，例如工效学有害因素（25%）、生物性有害因素（22%）、心理性有害因素（19%）、不安全的工作条件（15%）、物理性有害因素（13%）和化学性有害因素（12%）（68）。此外，其他研究表明，医务工作者中职业病的患病率很高，例如医务工作者中结核病的感染率是2%，是一般人群的2.67倍（69）；围手术期护士中肌肉骨骼疾病的患病率高达83.9%（70）。

自2007年起，泰国已经在全国各地实施医务工作者职业卫生项目，此项目支持各医疗照护机构遵守劳动部发布的《职业健康、安全和工作环境法》。目前，大部分医疗照护机构（尤其是公共卫生部门的下属医院）都设有职业卫生项目并申请职业卫生服务的认证。此医院职业卫生项目主要由职业卫生护士运行，相关研究已经说明了他们的良好绩效，并表示需要继续支持培训和教育（71）。

每个医疗卫生机构在发展职业健康与安全项目前，都能使用简单的检查清单来评估他们的现状，以确定现存的职业健康与安全要素（方框28）。

方框28 保护医务工作者的健康与安全：医疗卫生照护机构的检查清单

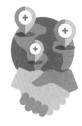

在根据WHO-ILO《国家医务工作者职业卫生项目的全球联合框架》，确定改善医务工作者健康与安全保护的行动领域，并确定其优先级时，这份检查表能够作为行动的第一步。

此表旨在与医疗卫生机构的管理层和负责职业卫生、环境卫生、感染预防控制、人力资源的官员以及劳动者代表讨论后填写完成，这种平等参与性的方法将为确定现有预防措施、可能存在的问题和持续改进的方法提供各种视角和更全面的基础数据。

使用此检查表来开始这个过程，对能够提出具体行动的领域进行了概述，并帮助决定优先级，以指导改善的计划。

来源：Protection of health and safety of health workers: checklist for healthcare facilities. Geneva: World Health Organization; 2020（https://www.who.int/publications/i/item/protection-of-health-and-safety-of-health-workers，2021-10-12访问）。

步骤3：成立一个工作组，进行利益相关方分析

起草医务工作者职业健康与安全项目的方案，要求成立一个专门的工作组，并给予清晰的法定责任和时间期限。组成此工作组时，应该旨在汇集最相关领域的技术专长和观点，并应该包括劳动者、用人单位和其他关键利益相关方的观点；小组的成员应该在性别上均衡。此工作组是一个暂时性的工作小组，其具体任务是起草此项目方案并确保在项目开发过程中与关键利益相关方的协调和磋商，因此，它不同于在国家、地区和机构层面领导医务工作者职业健康与安全项目实施的常设指导委员会。

在国家、地区和机构层面对利益相关方的系统分析能够帮助确定公立和民营部门及社区中的角色和实体，他们或许对医务工作者的职业健康与安全感兴趣或有愿意发挥作用。此分析将帮助确定此项目对他们的附加值、他们在此项目的利益水平和他们影响项目进程和产出的能力；此分析还将帮助确定在项目的开发和实施全程中，使各个利益相关方群体投入及与之沟通的最好方式。

利益相关方能够来自医疗卫生部门和其他部门（方框29和方框30）。在卫生部内部，职业卫生项目与其他项目（如人力资源、财政、物流、照护质量、患者安全、感染预防与控制、结核病、肝炎、HIV/AIDS等）的主动协调至关重要。投入项目的关键利益相关方还有医务工作者工会和医疗卫生部门用人单位的代表性组织；医疗卫生部门内部的其他利益相关方或许还包括民营部门卫生组织、医疗卫生照护提供者的专业协会、医院联合会、医疗卫生机构的认证机构、研究机构和学术界。而医疗卫生部门外部的利益相关方或许包括劳动部门、环境部门、科学教育部门，以及用人单位组织、工会、社会保障协会、保险机构、商业协会和民间团体。

在机构层面，利益相关方或许包括用人单位、管理者和劳动者的代表，以及分包商（如清洁工、医疗卫生照护废物管理、餐饮工作人员）、其他机构项目（如患者安全、感染预防和环境可持续性）、地方当局和社区领导。

此项目的发展或许要求开展多方利益相关方会议，讨论对现状的评估结果和此项目草案。确保在整个项目的开发过程中，全程定期与利益相关方交流并收到其反馈。

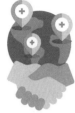

方框29　多哥卫生系统中职业健康与安全项目和其他项目的联系

为了国家医务工作者职业健康与安全行动计划的开发，多哥健康与社会保护部门的职业医学单位使负责该部门其他相关项目的项目管理人员投入其中，如该部门关于医务工作者健康与安全的战略计划所示。

与其他项目的关系

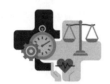

照护质量

感染预防与控制

应急准备

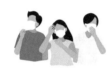
患者安全

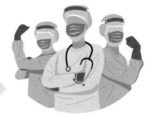
职业健康与安全

水和清洁

卫生人力资源

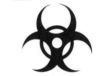
医疗卫生照护废物管理

来源：Plan stratégique de sécurité et santé au travail pour le personnel de santé au Togo：2017–2022. Lomé：2017（https：//divprosante.tg/wp-content/uploads/2021/08/Plan-strategique-SST-PS_Togo-2017–2022_VF-3.pdf，2021-10-11访问）.

方框30 克罗地亚为开发国家项目的跨部门合作

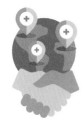

《2015—2020年医疗卫生照护从业者的国家职业健康与安全项目》由卫生部门与克罗地亚公共卫生学院合作编写，在项目的开发阶段，开发者咨询了各类利益相关方，包括：

- 劳动和退休金部；
- 国家职业健康与安全委员会；
- 工作健康与安全的保护机构；
- 医学协会、医务室、医学联合会、护理委员会、护理协会，以及药师协会、医学生物化学家协会、牙医协会、卫生专业人员协会和助产士协会；
- 护士和医学技术人员工会；
- 健康保险基金会；
- 医疗卫生照护与社会福利的质量和认证机构。

来源：National program on occupational health and safety for persons employed in health care for the period of 2015–2020. Zagreb：Ministry of Health of Croatia；2015（https://zdravlje.gov.hr/UserDocsImages//Programi%20i%20projekti%20-%20Ostali%20programi//NATIONAL%20PROGRAMME%20ON%20OCCUPATIONAL%20HEALTH%20AND%20SAFETY%20FOR%20PERSONS%20EMPLOYED%20IN%20HEALTH%20CARE.pdf，2021-10-12访问）.

步骤4：起草该项目的首稿

在完成现状分析、确定工作组的成员后，就能够起草此项目的首稿。根据其专长，可委派团队不同的成员起草特定的部分；个人应该就自己擅长和最了解的主题起草相关章节。这些草案能与其他团队成员分享，以进行评估、编辑和修订。附录2中提供了医务工作者职业健康与安全的国家政策模式。

步骤5：进行可行性评估

此项目或许可以在选定的医疗卫生机构和地区管辖区内试行，以获得关于项目实施可行性的反馈，并预测实施的潜在障碍。为了达到试行的目的，需要选择一系列代表不同情况的医疗卫生机构和地区。

对现状的评估和试点行动能够提供此项目在国家和机构层面所需成本的信息（方框31），这需要确定实施所需资源，包括开发人力资源（即招聘劳动者和/或培训现有劳动者）和提供设备。影响成本核算过程的其他因素还包括服务提供模式（如内部服务还是外包服务）和项目所包括的服务内容数量（如仅包括职业健康还是包括初级医疗保健、旅行医学、劳动者援助项目和福祉项目等服务）。

初步的预算将随着项目的开展而优化。为了项目的可持续性，预算应该由内部资金来源提供经费，尽可能少依赖外部捐助者。

方框31　法国用于医疗卫生照护机构工作改进的融资

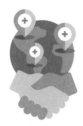

2012年，法国卫生部为医疗卫生照护机构的工作改进建立了一个财政支持机制，工作场所改进项目的部分资金能够从地方医疗卫生机构获得。为了获得资金，医疗卫生照护机构必须准备一个工作场所改进项目，说明其对医务工作者健康与安全的益处。此项目必须经过机构健康与安全委员会的同意，并通过职业卫生服务部门的验证。

来源：The circular No DGOS/RH3/MEIMS/2012/228（8 June 2012）from the Directorate of Judicial Affairs which established the mechanism can be seen（in French）at：http：//affairesjuridiques.aphp.fr/textes/circulaire-n-dgosrh3meims2012228-du-8-juin-2012-relative-aux-mesures-damelioration-des-conditions-de-travail-des-personnels-des-etablissements-de-sante-et-daccompagnementsocial-d/（2021-10-12访问）.

步骤6：　与关键利益相关方讨论首稿并确保其投入

在起草该项目草案后，或许需要举行会议，和关键利益相关方评估草案（方框32）。此会议能够作为实现以下目的的平台：

- 与和医务工作者职业健康与安全利益相关的不同个体和群体交流并接受他们的建议；
- 验证从现况分析得到的结果和从可行性评估得到的经验教训；
- 填补在现况分析和项目的首稿中发现的信息空白；
- 从此项目开发之始，通过关键利益相关方和关键参与者的投入，确保其对项目的认同并建立支持机制。

为了利益相关方研讨会或会议的成功举行，还可以考虑以下步骤：

- 确定将参加会议的利益相关方。
- 协调合适的会议时间。
- 尽早发送此项目的首稿和议程，以征求意见，并确保参会者在会议前有足够的时间思考这些材料。
- 思考操作性细节（如为目标受众选择适当的时间和日期、选择大部分利益相关方熟悉的合适场所或线上平台）。
- 在会议结束后，撰写会议报告并尽早将报告分发给参会者。

方框32　坦桑尼亚联合共和国中利益相关方的投入

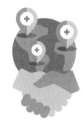

2017年，坦桑尼亚的卫生、社区发展、性别、老年与儿童保护部（Ministry of Health, Community Development, Gender, Elderly and Children, MoHCDGEC）开始为医疗卫生照护机构劳动者和应急响应人员的健康与安全制定国家指南。MoHCDGEC的工作者、WHO、大学、职业健康与安全机构和目标使用者组成了一支技术队伍，帮助起草指南。

在起草了该指南的首稿后，MoHCDGEC组织了两次利益相关方的会议，每次会议持续3天，并邀请医院管理者、职业健康与安全局（the Occupational Safety and Health Authority, OSHA）官员、劳动者赔偿基金（the Workers Compensation Fund, WCF）、地区和地方管理团队、大学、研究机构、医务工作者专业协会和工会参会。此次利益相关方会议提供了一个平台，让参会者讨论如何改善医务工作者的职业健康、安全和福祉，并加强了MoHCDGEC与关键利益相关方之间的合作。在会议开始前，部门先给各位利益相关方分发了此指南草案，以便熟悉文本内容；第一次会议上，呈现该指南，对此指南的范围、目标和内容进行概述；对指南的报告结束后，参会者加入不同的工作小组，对该指南中的具体章节进行深入讨论。首次利益相关方会议上的讨论有助于在第二次会议前修订此指南。

相同的利益相关方工作组受邀参加第二次会议，会上呈现修订后的指南草案，以供最终的评估。该指南一旦定稿，就被送往MoHCDGEC的常任秘书和坦桑尼亚的首席医务官处签字，并于2019年3月发布。

来源：Tanzania Ministry of Health, Community Development, Gender, Elderly and Children.

步骤7：　撰写第二稿

撰写第二稿时应该考虑到磋商期间利益相关方提供的意见。必须确保文本简单、简明、清晰、连贯和易懂。由于编写者有不同的文风，或许需要委派一人来评估最终稿件，以确保写作的连贯性，尤其注意文稿最终使用者应选择合适的专业术语，保证语言清晰。承担编辑角色的人员，应该在团队就文件内容达成一致意见后，再评估项目文件的最终稿件。

步骤8：　最终定稿，获取批准，发布并传播

在此项目文件最终定稿、正式获批后，应该对其进行发布，并在目标群体中广泛传播，这或许能帮助提高知名度，分享最佳实践操作，与利益相关方和关键参与者建立联系，加强政治承诺，并吸引更多资金。该传播计划或可包括：

- 发布该项目文件或政策概要。
- 向利益相关方（包括医疗卫生部门中劳动者和用人单位的代表性组织）呈现最终项目文件。
- 给所有的医疗卫生机构分发纸质版或电子版项目文件。
- 通过社交媒体和/或卫生部与劳动部的网站分享信息。
- 在当地广播、电视或报刊上发布新闻稿或讨论此项目的内容。
- 培训医务工作者职业健康与安全的负责人（单位）。
- 在医疗卫生机构中举办健康促进项目和系列活动。

应该向所有劳动者提供机构的职业健康与安全政策和关于其实施的信息，此项目能够由机构管理者在工作者会议上推出，并在劳动者区域张贴写有要点的海报，以方便参考。

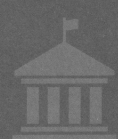

第五章

项目的实施

完成项目开发后，就应该根据国家政策，在国家、地区和机构层面实施项目，项目有序严密实施应该具备以下要点：

- 应该出台支持医疗卫生部门职业健康与安全的国家政策，并承诺配置资源。
- 应该发布医疗卫生部门的职业健康与安全法规，设立一系列基础的职业健康标准，以确保所有工作场所都遵守最基本的职业健康与安全要求。
- 监督机构应该进行适度的执法，加强工作场所卫生监督，并根据国家具体情况建立主要监管机构之间的合作机制。
- 对项目的实施、监测和评估应该在组织层面安排到位。
- 应该与利益相关方建立协调和合作的机制。
- 应该在各级医疗卫生部门提供经过培训的职业健康人力，且培训的计划和项目应该覆盖各类处于风险中的劳动者。
- 必须有相关机制将职业卫生与其他卫生项目以及医疗卫生以外部门的项目联系起来。
- 此实施计划应该在所有层面上有序严密开展。

根据各国经验，为了此项目的成功实施，或可考虑以下步骤：

步骤1： 制定行动计划，在不同层面上分阶段予以实施/有序严密推行。

步骤2： 安排外部监督、审计和许可。

步骤3： 开发用于该项目实施的交流和技术工具。

步骤4： 项目实施的能力建设。

步骤5： 监测、评估和调整该项目。

步骤1: 制定行动计划

　　该行动计划概述为成功实施职业健康与安全项目而必须采取的一系列步骤，或在规定的时间段内必须做好的活动，此计划应该在卫生系统的不同层面和医疗卫生机构的不同部分循序渐进地开展，以做好项目的实施工作。关键利益相关方和健康与安全委员会参与计划的制定，对行动计划的成功实施至关重要。

　　该行动计划应该包括以下主题：

- 需要改进的技术领域；
- 对该问题的描述；
- 建议的改进措施；
- 完成日期；
- 谁是负责人；
- 需要什么（资源、支持、完成条件）；
- 现状（标出日期）。

　　方框33和方框34列举了国家和机构层面行动计划的范例。

方框33　多哥改善医务工作者职业健康与安全的五年战略计划（2017—2022）

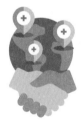

　　多哥卫生和社会保障部通过了一个2017—2022年的战略行动计划。此行动计划制定的依据是：①对现状的评估，对医务工作者职业健康与安全系统的优势、缺陷和机遇的分析；②与关键利益相关方的磋商。除了其战略目标和关键干预措施，此计划还提供了在国家、地区和机构层面的实施框架，并在基线数据和目标值的基础上，提供了用于监测年度计划进展的指标；此计划还包括在卫生系统不同层面进行评估的机制，以及预算的估算和资源动员战略。

来源：Plan stratégique de sécurité et santé au travail pour le personnel de santé au Togo，2017–2022. Lomé：2017（https://divprosante.tg/wp-content/uploads/2021/08/Plan-strategique-SST-PS_Togo-2017–2022_VF-3.pdf，2021-10-11访问）.

方框34 行动计划的范例：2011年塞内加尔达喀尔的HealthWISE项目试点医院

技术领域	问题描述	建议的改进措施	完成日期	负责人	所需条件	现状（2011年9月）
全员的管理与积极性	缺少对全员职能和活动的正式描述	更新并概括对岗位的描述 召开信息分享会议 评估任务 起草工作描述 共享并确认此工作描述 打印、分发此工作描述 追踪	2011.10	人力资源部门	全员时间 人力资源部官员 电脑 打印机用纸和墨盒	已开始
职业性有害因素的管理	全员对HIV/AIDS及其传播方式了解不足	组织全员对HIV/AIDS知识进行培训 告知管理 估算成本 传达正式公告，全员告知 进行培训	2011.11	职业健康医生 感染控制官员 质量保证官员	全员平等参与时间 培训室	已开始

来源：HealthWISE Action Manual. Work improvement in health services. ILO/WHO（53）.

步骤2： 安排外部监督、审计和许可

覆盖职业健康与安全的法规明确规定了工作场所健康与安全的一般法规和责任，并提供了管理职业健康有害因素的具体要求。职业健康与安全法规也许能涵盖医疗卫生部门特有的职业健康问题。

根据国家法规，卫生部或许对医疗卫生部门职业健康与安全的管理负主要责任，然而，监测法规的依从性和提供职业健康与安全方面的技术咨询的责任或许也可以被委派给其他政府机构，例如由劳动部门管理的劳动监察局和/或职业健康与安全局。因此，在不同的项目实施层面上，都需要这两个部门之间的紧密合作（方框35），此合作可能包括劳动监察局对医疗卫生部门中职业健康有害因素和风险的导向（在医疗卫生部门引入新技术时十分重要），以及安排劳动监察局与医疗卫生机构的医务工作者职业健康与安全负责人（单位）合作，对医疗卫生机构进行监察（及追踪控制措施）。

各国或各管辖区或许已经制定了确保照护质量与安全的机制，如机构的许可、监察和外部的评估。由于医务工作者的健康与安全是公认的确保照护质量和安全的要素之一，这些机制或许也可以服务于检查医疗卫生机构对职业健康与安全要求的遵守情况（如机构职业健康与安全政策的可及性和要素）。

方框35　巴西劳工监督局和国家健康监护机构对医疗卫生机构的监察

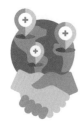

巴西有着世界上最大的公共卫生系统，联邦、州和市各级都承担着具体的责任。除了方框4中呈现的劳工和社会事务部（Ministry of Labour and Social Affairs，MTPS）法规（参见第一章），巴西所有的医疗卫生照护机构都必须通过巴西国家卫生监管系统（Brazil's National Health Regulatory System，SNVS）遵守卫生部的标准。SNVS在联邦层面上包含了巴西卫生监管机构（Brazilian Health Regulatory Agency，Anvisa），在州市层面上包含监测服务机构。这些监测服务机构通常被分为"健康监测""职业健康监测""环境监测""流行病学监测"，但在不同州市，其安排或许也各不相同。

Anvisa是SNVS的协调者，它负责制定国家法规，包括：①医疗卫生服务的法规，如《医疗卫生服务的良好操作规范要求》（*the Good operating practice requirement for health services*）（RDC63/2011）；②《医疗卫生服务指南》在新冠感染疫情期间发布的技术释义：《在协助SARS-CoV-2疑似和确认感染者期间的预防和控制措施》（*Guidelines for health services: prevention and control measures during the assistance of suspected and confirmed infection by SARS-CoV-2*）（NT4/2020）和《医疗卫生服务机构中COVID-19的预防和流行病学监测指南》（*Guidelines for prevention and epidemiological surveillance of COVID-19 infections inside health services*）（NT07/2020）。

各州和各市负责教育和监督战略，它们能够在考虑其辖区的特殊性后，发布补充性的规范。一般而言，各州的当局在州一级协调SNVS，向各市提供技术合作，并帮助各市在更复杂的州级服务机构进行监督。市级健康监测负责协调和执行当地的监测行动与卫生监督。而且，为了加强这些行动，州和市能够将监督责任扩大到其他主管的监测机构，例如职业卫生的参比中心（the Reference Centers for Occupational Health，Cerest），它由卫生部的职业卫生总体协调部（the General Coordination of Occupational Health，CGSAT）管理。在医疗卫生服务机构，当地当局根据联邦法规（Anvisa的具体规定和MTPS的劳工法规）以及当地法规，通过全面的途径对机构进行监察，以实行良好的医疗操作并保护其医务工作者。

理想情况下，这些服务机构将以一种相辅相成和补充的方式来保护健康和预防疾病，它们必须在三个层面上合作，以覆盖巴西5500多个城市。

来源：From Brazil's Agência Nacional de Vigilância Sanitária（Anvisa）in Portuguese：https：//www.gov.br/anvisa/pt-br/assuntos/snvs；
https：//www.gov.br/anvisa/pt-br/assuntos/regulamentacao/legislacao/bibliotecas-tematicas/arquivos/snvs/；
https：//www.gov.br/anvisa/pt-br/assuntos/servicosdesaude（均于2021-10-12访问）.

认可包括设立绩效标准和评估医疗卫生照护机构是否达到了这些标准，认可的过程是由一个被认可的机构评估并认可某医疗卫生照护组织符合已预先确定并公布的标准，一些医疗卫生机构的认可项目也包含了职业健康与安全的标准（方框36）。

将医务工作者的职业健康与安全项目作为一项要求纳入机构的照护质量和安全或认可中，能够：

- 刺激并改善医疗卫生机构职业卫生服务的整合和管理；
- 保持并改善给医务工作者提供的职业卫生服务的质量；

- 通过开发和促进更好的风险管理项目、提高劳动者动力和留用，对医务工作者的职业健康结局产生积极影响。

然而，如果认可是志愿性过程，或许会在医疗卫生机构之间及其内部造成医务工作者健康与安全保护方面的不平等。例如，一家大型民营医院经过了认可，它将需要维护管理职业健康与安全的功能系统；或者在某公立医院，只有临床实验室经过了认可，则相比于其他部门，它为其劳动者提供更高水平的保护。

方框36　医疗卫生机构的认可程序：黎巴嫩的一个范例

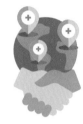

在黎巴嫩，医院的国家认可程序始于2001—2002年，此系统受公共卫生部管理，该认可的使用手册包括593条标准，其中8条与职业健康与安全相关，即：

HC[①] 10. 开发并实施职业健康与安全项目。

HC 11. 存在证据表明此医院有工伤事故与无伤亡事故报告和解决程序。

HC 12. 此医院能确保所有的工作者免受放射性有害因素的危害。

HC 13. 适用时，保护患者和工作者免受不必要的激光辐射照射。

HC 14. 教育并培训工作者（包括临床和非临床工作者），评估其在实现安全和有效的患者照护机构中的作用。

HC 15. 实施和评价预防暴力与骚扰的计划，并将它纳入职业健康与安全项目之中。

HC 16. 定期对全员进行技术教育与培训，以预防、应对暴力与骚扰和/或患者和家属的攻击性行为。

HC 17. 此医院能确保全员在工作与生活间的平衡。

2016年一项研究发现，大多数参与研究的私立医院都通过了认可。根据认可使用手册中概述的标准，经认可的医院在职业健康和安全方面的绩效统计上优于未经认可的医院。

来源：

Revised accreditation standards for hospitals in Lebanon. Beirut：Ministry of Public Health；2019（https：//www.moph.gov.lb/DynamicPages/download_file/4024，2021-10-13访问）.

Habib RR，Blanche G，Souha F，El-Jardali F，Nuwayhid I. Occupational health and safety in hospitals accreditation system：the case of Lebanon. Int J Occup Environ Health. 2016；201–8（https：//www.tandfonline.com/doi/full/10.1080/10773525.2016.1200211，2021-10-13访问）.

审计是另一项促进医疗卫生机构实施职业健康与安全项目的机制，或可作为对医疗卫生机构依从照护质量和安全要求的一般审计的组成部分来进行，此审计将包括酌情评估职业健康与安全项目的要素或要素中的组成部分（方框37）。ILO关于职业安全与健康管理系统的指南（2）对职业安全与健康管理审计的内容和组织提供了指导，且能够根据医疗卫生机构的具体情况进行调整。

---

① 　Human Capital，人力资本。

方框37 加纳医疗卫生服务机构的绩效审计规范

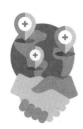

医疗卫生部门的职业健康与安全政策和指南具体规定要在机构内部进行定期审计（最少每年两次），并应该定期开展外部审计（最少每两年一次），此审计应该覆盖：

- 职业健康与安全政策/规定/法规及其评估；
- 健康与安全风险的清单和所进行的监测；
- 风险控制措施；
- 健康监测的结果/趋势；
- 事故统计的趋势；
- 对全员进行健康与安全方面的培训；
- 应急响应计划和程序及其效果。

来源：Occupational health and safety policy and guidelines for the health sector，Ministry of Health，Ghana（https：//www.moh.gov.gh/wp-content/uploads/2016/02/Occupational-Health-Safety-Policy-Guidelines-for-Health-Sector.pdf，2021-10-19访问）（72）.

步骤3： 开发交流和技术工具

此项目的成功实施将取决于医务工作者及其他关键利益相关方如何理解和接受项目，重要的是要确保与他们清楚交流了此项目的目标、益处，以及所有角色的作用和责任。

虽然此项目的开发将是一个涉及多个利益相关方的开放和磋商性的过程，但在项目得到广泛传达、有效交流以确保支持后，其价值才将被完全认识到，这能够通过以下方式实现：

- 标志着政府的医务工作者职业健康与安全计划开始采取行动的启动仪式（官方的启动还将确保项目得到了其所要求的关注和支持）。
- 与医务工作者（以及其他代表医务工作者的重要组织）一起在将实施此项目的地点组织活动。
- 承认该项目是加强卫生系统的国家议程的内在组成部分。
- 建立从医务工作者、医疗卫生机构管理者和其他利益相关团体处收到反馈的机制，这将为定期评估和项目修订提供信息。
- 制定一个对医疗卫生机构和地区卫生队伍的良好绩效提供激励和认可的计划。
- 建立实践社区，交流关于保护医疗卫生部门工作场所的健康与安全的想法和经验。

其他用于该项目有效传达的交流工具或许还包括视频会议、网络研讨会、网站和博客的贴文、海报、播客、网络广播、内部网公告板、网站主页和专门的项目简讯。

步骤4: 项目实施的能力建设

能力建设将提高项目实现预期总目标和分解目标的能力。对于此项目来说，制定能力建设策略、为项目的全面实施计划提供信息是至关重要的。

为了医务工作者职业健康与安全项目的成功实施，或许可以考虑下列能力建设的纬度：

- 资源：由受过培训的劳动者运行该项目、使用设施和器材。
- 基础设施：组织结构、卫生信息系统和指导项目实施的政策。
- 知识和技能：发展医务工作者的专业能力、胜任力和领导力及相关技能。
- 文化：孕育对此项目总目标和分解目标共享承诺的预防性文化。
- 投入和合作关系：与其他关键行动者的内外合作与联系。

在一些情况下，此项目也许需要在开始实施计划前先解决能力需求的问题。例如，一些国家、省份或地区的公共卫生部门没有能够领导此项目的职业卫生专家，在推动项目实施方面有困难。在这种情况下，项目团队也许需要先建设其能力，或在能获得外部专家的意见、建设内部能力的同时开始项目的实施活动，这或许包括引入外部师资来为医务工作者职业健康与安全的负责人（单位）开展培训师资的课程。

需谨记能力建设是一个动态过程，一些地区也许比其他地区需要更多的时间。考虑到时间和资源上的限制，该项目团队在决定优先考虑哪些地区进行能力建设，以满足现有需要和填补空白时，必须具有战略性。

步骤5: 监测和评估该项目

监测和评估程序旨在评价：

- 此项目的产出是否与国家和机构的医务工作者职业健康与安全政策的长期目标一致。
- 现有活动是否正有效地开展。
- 是否能够实现中期目标，或需要调整策略。
- 是否需要改变优先事项并重新聚焦中、长期目标。

医务工作者职业健康与安全项目的定期绩效测量是至关重要的，因其可为项目的持续改进提供信息。先行和滞后这两种类型的指标能够用于测量绩效。先行指标是有效绩效的主动性、预防性和预测性的工具，它预测导致工伤、职业病和其他无人员伤亡事故的事件，也许能揭示此项目中潜在的问题；另一方面，滞后指标是对项目绩效应对性的测量，在事故发生后评估其发生情况，如工伤或职业病的例数和种类。表1提供了在监测和评估医务工作者职业项目的实施情况时可考虑的先行指标和滞后指标。良好项目用先行指标驱动改变，滞后指标测量效果（方框38和方框39）。

建立专门网站，提供法规和实用工具库，以及实施的总结表，这可能会很有帮助。

表1 用于监测和评估某医务工作者职业健康与安全项目的先行指标和滞后指标

先行指标	滞后指标
·提供给医务工作者职业健康与安全培训课程的劳动者数量或百分比	·所报告的血液接触事故的数量（如血液喷溅、针刺伤、锐器伤）
·所进行的职业风险评估的数量	·已报告工作相关疾病的医务工作者人数
·对医务工作者进行的医学监护检查的次数	·接受过接触后预防措施（PEP）的医务工作者人数
·已制定预防有害接触的控制措施的医疗卫生机构数量	·医疗卫生机构中滑倒、绊倒和跌倒事故发生的频率和严重程度
·设立了劳资联合健康与安全委员会的医疗卫生机构数量	·所报告的暴力与骚扰事故（身体、语言和性暴力与骚扰）
·健康与安全委员会的会议次数	·工作相关的死亡
·医疗卫生机构中，是否存在机构职业健康与安全负责人（单位）	·由于工伤和职业病损失的工作天数
·用于项目实施的人力和财务资源	·申请医疗赔偿和赔偿劳动者的费用
·预防与赔偿工伤和职业病的法规和管理	·因病缺勤的天数
·医务工作者职业健康与安全的研究能力	·不符合职业健康与安全相关法律要求的数量
·改善医疗卫生机构中的预防性文化的启动计划	·职业性事故和职业病的费用

方框38 国家卫生人力账户下的职业卫生指标

WHO的国家卫生人力账户（the WHO National Health Workforce Accounts）是一个用于年度和及时收集卫生人力信息的协调、综合性方法。国家卫生人力账户旨在改善信息结构和互联互通，帮助明确支持战略性人力规划和全球监测的核心指标。作为国家卫生人力账户的一部分，在国家层面上收集的职业健康与安全指标的例子包括：

工作时间

- 按骨干队伍计算每年平均工作小时数。
- 按机构类型计算总就业人数（以等同于全职时间计）占在职医务工作者总数的比例。
- 按性别和骨干队伍计算兼职医务工作者占卫生人力总数的百分比。

体面工作

- 现有规定工作时长的法律、政策或法规。
- 现有规定最低工资的法律、政策或法规。

人力市场特征

- 按骨干队伍、机构类型计算各类就业状态的医务工作者占医务工作者总数的百分比。
- 按骨干队伍、机构类型计算多点执业的医务工作者所占的百分比。

工作条件

- 现有国家职业健康与安全计划或项目。
- 按攻击类型计算过去12个月内遭受暴力与骚扰攻击的医务工作者所占的百分比。
- 现有预防医务工作者受到攻击的政府措施。

工作-家庭平衡

- 现有按性别分类的关于育婴假、灵活的休假安排、幼托照护支持或职业休假计划权利的政策或项目。

来源：WHO, National health workforce accounts: a handbook（https://apps.who.int/iris/handle/10665/259360，2021-10-12访问）(73).

方框39 南非的医务工作者职业健康与安全信息系统（information system for occupational health and safety，OHASIS）

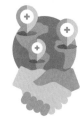

OHASIS是一个综合性的职业卫生信息项目，由不列颠哥伦比亚大学首先开发，经过国家职业卫生研究机构（南非国家卫生实验室服务处的一个部门）改进，国家卫生实验室服务处现拥有OHASIS的知识产权。

此项目包括若干模块，协助加强和监测职业健康与安全项目的实施情况，OHASIS项目包括：①事故报告和调查，包括对预防措施的建议；②劳动者健康管理；③劳动者的疫苗接种和免疫状况；④呼吸器合适性检验的记录；⑤评估工作场所，确定要优先考虑的控制措施；⑥健康与安全委员会的职能；⑦追踪有害废物从拾取到处置的全过程；⑧机构的健康与安全审计，以确保其合规性；⑨设备维护追踪；⑩无伤亡事故的自我报告；⑪筛查结核病、COVID-19和新冠疫苗接种不良反应事件；⑫对所捕获的信息进行分析，用实时可视图展示。

OHASIS是一个网络项目，其最终目标将是为每个劳动者提供相关模块的可及性。然而，此项目的可及性将由密码进行严格控制，如只有职业医学工作者才有权限获得劳动者的医疗相关信息。

来源：The South African OHASIS website（http：//www.ohasis.co.za/，2021-10-12访问）.

参 考 文 献

1. Rooney A，van Ostenberg P. Licensure，accreditation，and certification：approaches to health services quality. Bethesda（MD）：United States Agency for International Development；1999.

2. Guidelines on occupational safety and health management systems，ILO-OSH 2001. Geneva：International Labour Organization；2001（https：//www.ilo.org/safework/info/standards-and-instruments/WCMS_107727/lang--en/index.htm，accessed 8 November 2021）.

3. Health Systems Strengthening Glossary. Geneva：World Health Organization；2011（https：//www.who.int/healthsystems/Glossary_January2011.pdf，accessed 29 September 2021）.

4. The World Health Report 2000. Health systems：improving performance. Geneva：World Health Organization；2000（https：//apps.who.int/iris/handle/10665/79020，accessed 29 September 2021）.

5. Caring for those who care：national programmes for occupational health for health workers：policy brief. Geneva：World Health Organization and International Labour Organization；2020（https：//apps.who.int/iris/handle/10665/336479，accessed 29 September 2021）.

6. Infection prevention and control. Geneva：World Health Organization；（https：//www.who.int/health-topics/infection-prevention-and-control#tab=tab_1，accessed 29 September 2021）.

7. Document GB.309/STM/1/2. The sectoral dimension of the ILO's work：Review of sectoral initiatives on HIV and AIDS [see pp. 11–12 for Appendix Ⅱ on WHO–ILO Global Framework for National Occupational Health Programmes for Health Workers]. In：309th Session of ILO Governing Body，November 2010. Geneva：International Labour Organization；2010：http：//www.ilo.org/wcmsp5/groups/public/---ed_norm/---relconf/documents/meetingdocument/wcms_145837.pdf，accessed 1 July 2021）.

8. Joint OSH committees. Geneva：International Labour Organization；2015（https：//www.ilo.org/legacy/english/osh/en/story_content/external_files/fs_bs_2-workplace_4_en.pdf，accessed 5 November 2021）.

9. Executive Board，7.（1951）. Joint ILO/WHO Expert Committee on Occupational Health：report on the first session. World Health Organization.

10. Patient safety incident reporting and learning systems：technical report and guidance. Geneva：World Health Organization；2020（https：//apps.who.int/iris/handle/10665/334323，accessed 20 October 2021）.

11. Quality of care. Geneva：World Health Organization（https：//www.who.int/health-topics/quality-of-care#tab=tab_1，accessed 29 September 2021）.

12. Leading a Culture of Safety：A Blueprint for Success. Boston（MA）：American College of Healthcare Executives，Institute for Healthcare Improvement；2017（http：//www.ihi.org/resources/Pages/Publications/Leading-a-Culture-of-Safety-A-Blueprint-for-Success.aspx，accessed 8 November 2021）.

13. Workers' Representatives Convention，1971（No. 135）. Geneva：InternationalLabour Organization；（https：//www.ilo.org/dyn/normlex/en/f?p=NORMLEXPUB：12100：0：：NO：：P12100_INSTRUMENT_ID：312280，accessed 28 October 2021）.

14. Russo G，Xu L，McIsaac M，Matsika-Claquin MD，Dhillon I，McPake B et al. Health workers' strikes in low-income countries：the available evidence.Bull World Health Organ. 2019；97：460–467H.（https：//pubmed.ncbi.nlm.nih.gov/31258215/，accessed 9 November 2021）.

15. Hall LH，Johnson J，Watt I，Tsipa A，O'Connor DB. Healthcare Staff Wellbeing，Burnout，and Patient Safety：A Systematic Review. PLoS One. 2016；11：e0159015-e.（https：//pubmed.ncbi.nlm.nih.gov/27391946/，accessed 9 November

2021）.

16. Working together for health: the world health report 2006: overview. Geneva: World Health Organization; 2006（https://apps. who.int/iris/handle/10665/69256, accessed 27 September 2021）.

17. Castro Lopes S, Guerra-Arias M, Buchan J, Pozo-Martin F, Nove A. A rapid review of the rate of attrition from the health workforce. Hum Resour Health. 2017; 15: 21.（https://pubmed.ncbi.nlm.nih.gov/28249619/, accessed 9 November 2021）.

18. Costs to Britain of workplace fatalities and self-reported injuries and ill health, 2017/18. Health and Safety Executive; 2019 （https://www.hse.gov.uk/statistics/pdf/cost-to-britain.pdf, accessed 21 July 2021）.

19. de Bienassis K, Slawomirski L, Klazinga NS. The economics of patient safety Part Ⅳ: Safety in the workplace: Occupational safety as the bedrock of resilient health systems, OECD Health Working Papers, No. 130. Paris: OECD Publishing; 2021 （https://EconPapers.repec.org/RePEc: oec: elsaad: 130-en, accessed 26 November 2021）.

20. Transforming our world: the 2030 Agenda for Sustainable Development. New York: United Nations; 2015（https://sdgs. un.org/2030agenda, accessed 8 November 2021）.

21. Resolution A/RES/74/2. Political Declaration of the High-Level Plenary Meeting on Universal Health Coverage. In: Seventy-fourth session United National General Assembly, New York, October 2019. New York: United Nations; 2019（https:// digitallibrary.un.org/record/3833350?ln=en, accessed 8 November 2021）.

22. Thirteenth general programme of work, 2019–2023: promote health, keep the world safe, serve the vulnerable. Geneva: World Health Organization; 2019（https://apps.who.int/iris/handle/10665/324775, accessed 2 December 2021）.

23. Resolution WHA74.14. Protecting, safeguarding and investing in the health and care workforce. In: Seventy-fourth World Health Assembly, Geneva, 24 May-01 June 2021. Geneva: World Health Organization; 2021（https://apps.who.int/gb/ ebwha/pdf_files/WHA74/A74_R14-en.pdf, accessed 8 November 2021）.

24. Global patient safety action plan 2021–2030: towards eliminating avoidable harm in health care. Geneva: World Health Organization; 2021（https://apps.who.int/iris/handle/10665/343477, accessed 29 September 2021）.

25. ILO Centenary Declaration on the Future of Work. Geneva: International Labour Organization; 2019（https://www.ilo.org/ global/about-the-ilo/mission-and-objectives/centenary-declaration/lang--en/index.htm, accessed 5 November 2021）.

26. Promotional Framework for Occupational Safety and Health Convention, 2006（No. 187）. Geneva: International Labour Organization;（https://www.ilo.org/dyn/normlex/en/f?p=NORMLEXPUB: 12100: 0: : NO: : P12100_ILO_CODE: C187, accessed 29 August 2021）.

27. Occupational Safety and Health Convention, 1981（No. 155）. Geneva: International Labour Organization;（https://www. ilo.org/dyn/normlex/en/f?p=NORMLEXPUB: 12100: 0: : NO: : P12100_ILO_CODE: C155, accessed 29 September 2021）.

28. Protocol of 2002 to the Occupational Safety and Health Convention, 1981. Geneva: International Labour Organization; 2002 （https://www.ilo.org/dyn/normlex/en/f?p=NORMLEXPUB: 12100: 0: : NO: : P12100_ILO_CODE: P155, accessed 28 October 2021）.

29. Occupational Health Services Convention, 1985（No. 161）. Geneva: International Labour Organization; 1985（https://www. ilo.org/dyn/normlex/en/f?p=NORMLEXPUB: 12100: 0: : NO: : P12100_ILO_CODE: C161, accessed 28 October 2021）.

30. Global call to action for a human-centred recovery from the COVID-19 crisis that is inclusive, sustainable and resilient. Geneva: International Labour Organization; 2021（https://www.ilo.org/ilc/ILCSessions/109/reports/texts-adopted/ WCMS_806092/lang--en/index.htm, accessed 5 November 2021）.

31. Nursing Personnel Convention, 1977（No. 149）. Geneva: International Labour Organization; 1977（https://www.ilo.org/ dyn/normlex/en/f?p=NORMLEXPUB: 12100: 0: : NO: : P12100_ILO_CODE: C149, accessed 28 October 2021）.

32. Health Care Facilities and Services. In: Yassi A, editor. Encyclopaedia of Occupational Safety and Health. Geneva: International Labour Organization; 2011: https://www.iloencyclopaedia.org/part-xvii-65263/health-care-facilities-and-services.

33. WHO guidance for climate resilient and environmentally sustainable health care facilities. Geneva: World Health Organization; 2020（https://apps.who.int/iris/handle/10665/335909, accessed 19 August 2021）.

34. Quality health services: a planning guide. Geneva: World Health Organization; 2020（https://apps.who.int/iris/

handle/10665/336661，accessed 29 August 2021）.

35. Caring for those who care：national programmes for occupational health and safety for health workers：lessons learned from countries：summary report of the WHO online workshop，15 July 2020. World Health Organization，2021（https：//apps.who. int/iris/handle/10665/351107）.

36. Guidelines on core components of infection prevention and control programmes at the national and acute health care facility level. Geneva：World Health Organization；2016（https：//apps.who.int/iris/handle/10665/251730）.

37. Sparkes S，Durán A，Kutzin J. A system-wide approach to analysing efficiency across health programmes. Geneva：World Health Organization；2017（https：//apps.who.int/iris/handle/10665/254644，accessed 29 August 2021）.

38. Occupational safety and health policy guidelines for the health sector in Kenya. Ministry of Health Kenya；2014（https：// www.health.go.ke/wp-content/uploads/2015/09/OCCUPATIONAL%20HEALTH%20AND%20SAFETY%20POLICY%20 GUIDELINES%20FOR%20THE%20HEALTH%20SECTOR%20IN%20KENYA.pdf，accessed 13 July 2021）.

39. Boniol M，McIsaac M，Xu L，Wuliji T，Diallo K，Campbell J. Gender equity in the health workforce：analysis of 104 countries. Geneva：World Health Organization；2019（https：//apps.who.int/iris/handle/10665/311314，accessed 28 September 2021）.

40. The Zanzibar Policy Guidelines for Occupational Health，Safety and Wellbeing of Workers in the Health System. Zanzibar City：Ministry of Health Zanzibar；2018（https：//www.afro.who.int/sites/default/files/2021–08/Zanzibar_Policy_Guidelines_ web_ready.pdf）.

41. Mapstone N. Mass vaccination of health workers in Peru. Bulletin of the World Health Organ. 2009；87：737–738. Doi：10.2471/BLT.09.011009.

42. Employment Injury Benefits Convention，1964 [Schedule I amended in 1980]（No. 121）. Geneva：International Labour Organization；1964（https：//www.ilo.org/dyn/normlex/en/f?p=NORMLEXPUB：12100：0：：NO：：P12100_ILO_CODE：C121，accessed 18 July 2021）.

43. ILO List of Occupational Diseases（revised 2010）. Geneva：International Labour Organization；2010（https：//www.ilo. org/wcmsp5/groups/public/---ed_protect/---protrav/---safework/documents/publication/wcms_125137.pdf，accessed 18 July 2021）.

44. Employment Injury Benefits Recommendation，1964（No. 121）. Geneva：International Labour Organization；1964（https：// www.ilo.org/dyn/normlex/en/f?p=1000：12100：：：NO：12100：P12100_INSTRUMENT_ID：312459，accessed 28 October 2021）.

45. List of Occupational Diseases Recommendation，2002（No. 194）. Geneva：International Labour Organization；2002（https：// www.ilo.org/dyn/normlex/en/f?p=1000：12100：：：NO：12100：P12100_INSTRUMENT_ID：312532，accessed 28 October 2021）.

46. Social Security（Minimum Standards）Convention，1952（No. 102）. Geneva：International Labour Organization；1952（https：//www.ilo.org/dyn/normlex/en/f?p=NORMLEXPUB：12100：0：：NO：：P12100_ILO_CODE：C102，accessed 28 October 2021）.

47. Maternity Protection Convention，2000（No. 183）. Geneva：International Labour Organization；2000（https：//www.ilo.org/ dyn/normlex/en/f?p=NORMLEXPUB：12100：0：：NO：：P12100_ILO_CODE：C183，accessed 28 October 2021）.

48. Maternity Protection Recommendation，2000（No. 191）. Geneva：International Labour Organization；2000（https：//www.ilo. org/dyn/normlex/en/f?p=1000：12100：：：NO：12100：P12100_INSTRUMENT_ID：312529，accessed 28 October 2021）.

49. Healthy Staff，Better Care for Patients. Realignment of Occupational Health Services to the NHS in England. London：National Health Service；2011（https：//assets.publishing.service.gov.uk/government/uploads/system/uploads/attachment_data/ file/216379/dh_128814.pdf，accessed 23 July 2021）.

50. Occupational Health Services Recommendation，1985（No. 171）. Geneva：International Labour Organization；1985（https：//www.ilo.org/dyn/normlex/en/f?p=1000：12100：0：：NO：12100：P12100_INSTRUMENT_ID：312509，accessed 15 July 2021）.

51. Joint WHO/ILO policy guidelines on improving health worker access to prevention，treatment and care services for HIV and

TB. Geneva：World Health Organization；2010（https：//apps.who.int/iris/handle/10665/44467，accessed 9 November 2021）.

52. Health and Safety Policy. New Zealand：Mercy Hospital；2020（https：//www.mercyhospital.org.nz/assets/Policies/HealthandSafetyPolicy.pdf，accessed 13 July 2021）.

53. HealthWISE Action Manual. Work improvement in health services. Geneva：International Labour Organization and World Health Organization；2014（https：//www.ilo.org/global/docs/WCMS_237276/lang--en/index.htm，accessed 8 June 2021）.

54. Occupational Safety and Health Recommendation，1981（No. 164）. Geneva：International Labour Organization；1981（https：//www.ilo.org/dyn/normlex/en/f?p=NORMLEXPUB：12100：0：：NO：：P12100_ILO_CODE：R164，accessed 26 November 2021）.

55. Guidelines Governing the Occupational Health and Safety of Public Health Workers. Manila：Republic of the Philippines，Department of Health；2012（https：//dmas.doh.gov.ph：8083/Rest/GetFile?id=336909，accessed 15 July 2021）.

56. COVID-19：occupational health and safety for health workers：interim guidance，2 February 2021. Geneva：World Health Organization and International Labour Organization 2021（https：//apps.who.int/iris/handle/10665/339151，accessed 11 November 2021）.

57. Occupational health and safety risks in the healthcare sector：guide to prevention and good practice. Luxembourg：European Commission；2011（https：//op.europa.eu/en/publication-detail/-/publication/b29abb0a-f41e-4cb4-b787-4538ac5f0238，accessed 8 November 2021）.

58. Summary of WHO Position Papers – Immunization of Health Care Workers. Geneva：World Health Organization；2020（http：//www.who.int/immunization/policy/Immunization_routine_table4.pdf，accessed 6 July 2021）.

59. Hepatitis B vaccines：WHO position paper. Wkly Epidemiol Rec. 2017；92：369–392.（https：//apps.who.int/iris/handle/10665/255873，accessed 28 September 2021）.

60. Technical Note：The use of oral cholera vaccines for international workers and travelers to and from cholera-affected countries. Geneva：World Health Organization；2016（http：//www.who.int/cholera/vaccines/OCV_use_International_Workers_Travelers_Technical_Note.pdf?ua=1，accessed 5 July 2021）.

61. WHO SAGE roadmap for prioritizing uses of COVID-19 vaccines in the context of limited supply：an approach to inform planning and subsequent recommendations based on epidemiological setting and vaccine supply scenarios. Geneva：World Health Organization；2021（https：//apps.who.int/iris/handle/10665/342917，accessed 8 November 2021）.

62. Recording and notification of occupational accidents and diseases. Geneva：International Labour Organization；1996（https：//www.ilo.org/global/topics/safetyand-health-at-work/normative-instruments/code-of-practice/WCMS_107800/lang--en/index.htm，accessed 5 November 2021）.

63. Tudor C，Van der Walt M，Hill MN，Farley JE. Occupational health policies and practices related to tuberculosis in health care workers in KwaZulu-Natal，South Africa. Public health action. 2013；3：141–145.（https：//www.ncbi.nlm.nih.gov/pmc/articles/PMC4463108/，accessed 9 November 2021）.

64. Essential environmental health standards for health care. Adams J，Bartram J，Chartier Y，editors. Geneva：World Health Organization；2008（https：//apps.who.int/iris/handle/10665/43767）.

65. Safe management of wastes from health care activities. Prüss-Üstün A，Giroult E，Rushbrook P，editors. Geneva：World Health Organization；1999（https：//apps.who.int/iris/handle/10665/42175，accessed 25 July 2021）.

66. Guidelines on chemical management in health care facilities. Kuala Lumpur：Ministry of Health Malaysia；2010（https：//www.moh.gov.my/moh/images/gallery/Garispanduan/Guidelines_on_Chemical-1.pdf，accessed 15 July 2021）.

67. Guidelines for the provision of facilities，general safety and health in the healthcare industry. Wellington：New Zealand Department of Labour；1997（https：//worksafe.govt.nz/dmsdocument/389-guidelines-for-the-provision-of-facilities-and-general-safety-inthe-healthcare-industry，accessed 20 July 2021）.

68. Untimanon O，Promrat A，Bomephong K，Laplue A，Siriruttanapruk S. Twelve years of occupational health services for health workers：accreditation system implemented in the hospitals across Thailand. J Med Assoc Thai 2019；102：1–6.（http：//www.jmatonline.com/index.php/jmat/article/view/9839，accessed 8 November 2021）.

69. Wiwanitkit V. Prevalence rate of active tuberculosis from chest radiography among Thai hospital personnel：a summary. Am J

Infect Control. 2005；33：313，314.（https：//pubmed.ncbi.nlm.nih.gov/15947751/，accessed 8 November 2021）.

70. Songkham W，Tangsathajaroenporn W，Wisetborisut A. Risk factors of musculoskeletal disorders：situational analysis among perioperative nursing staff. J Med Assoc Thai. 2019；102：33–38.（http：//www.jmatonline.com/index.php/jmat/article/view/9789，accessed 8 November 2021）.

71. Kalampakorn S. Occupational Health Nurses Practices in Providing Occupational Health Services for Health Workers. J Med Assoc Thai. 2019；102：55.（http：//www.jmatonline.com/index.php/jmat/article/view/9838，accessed 8 November 2021）.

72. Occupational health and safety policy and guidelines for the health sector. Accra：Ministry of Health Ghana；2010（https：//www.moh.gov.gh/wp-content/uploads/2016/02/Occupational-Health-Safety-Policy-Guidelines-for-Health-Sector.pdf，accessed 14 December 2021）.

73. National health workforce accounts：a handbook. Geneva：World Health Organization；2017（https：//apps.who.int/iris/handle/10665/259360，accessed 2 December 2021）.

附录1 关于医疗卫生部门职业健康与安全现况的报告大纲

此报告的目的是根据WHO/ILO全球联合框架的要点，描述国家医疗卫生部门职业健康与安全的现状；报告旨在为开发国家和医疗卫生机构的医务工作者职业健康与安全项目提供基础。

此报告将综合医疗卫生部门中现行职业健康与安全措施信息，包括法规、统计学资料、政府报告和文件、科研报告和出版物、对关键知情者的访谈。此报告应简短、简洁，最多30个标准（单面）页，不附参考文献。

此报告分三阶段编写：

- 起草草稿，对现状进行评估。
- 召开利益相关方研讨会，评估此草稿，并制定建议，以加强对医务工作者健康与安全的保护。
- 定稿最终报告，根据利益相关方研讨会的考虑和建议完成。

此报告应该予以出版并广泛传播。

引言

解释其背景、相关政策承诺，评估国家现状和目的，以及介绍将如何使用其结果。

报告范围

解释此报告目的、所覆盖内容（及不覆盖内容）及报告中使用的数据来源。

国家卫生体系

提供对卫生体系组织方式、医疗卫生机构种类和数量的基本描述，并根据现有的数据和报告提供卫生人力信息。

医疗卫生部门的职业健康与安全问题

根据对过去10年里发表的出版物和报告的评估，并综合现有可及证据评估该国医疗卫生部门中职业健康与安全的问题；提供有关国家职业安全和健康的法律、法规和实践等背景资料，并将国际劳工标准纳入考虑。

医疗卫生部门中职业健康与安全项目的现有要素

根据以下方面,确定已经在国家、地区和机构层面存在的医务工作者职业健康与安全活动的要素,阐明保护医务工作者职业健康与安全中所存在的空白。

- **国家、地区和机构层面的书面的职业健康与安全方针**

描述医疗卫生部门中不同层面和工作场所的医务工作者职业健康与安全法规(以及适用于职业健康与安全的公共卫生法规)及其覆盖范围;确定法规中的空白及未被现有法规覆盖的医务工作者群体和工作场所;如果医疗卫生部门已经考虑医务工作者的职业健康与安全,评估其集体协议并评价集体协议在实践中的实行情况。

- **国家、地区和机构层面负责医务工作者职业健康与安全的个人/单元**

说明在国家、地区和机构层面实施现行法规的负责人/单元;根据现行法规,解释卫生部和劳动部及医疗卫生服务的用人单位/管理者在保护医务工作者职业健康与安全上的法定责任。

- **职业卫生服务、预算、个人防护用品**

为以下要点提供参考:①为医疗卫生机构中的劳动者提供职业卫生服务的法规和操作规程;②为医务工作者提供个人防护用品的法规和操作规程;③用于改善医疗卫生机构工作环境的特别资金的可及性(即资金来源,如中央财政资金或捐赠资金、地方当局、民营部门)。

- **劳资联合健康与安全委员会**

评估:①关于医疗卫生部门在国家、地区和机构层面进行社会对话的现行政策和实践;②任何被视为社会对话一部分的职业健康与安全议题;③医疗卫生部门中是否存在用人单位和劳动者之间关于工作健康与安全的合作讨论会。

- **对职业健康与安全的负责人和委员会进行持续(或定期的)教育和培训**

提供有关职业健康与安全的持续培训项目(其中包含医务工作者保护的相关要素),或为医疗卫生机构中劳动者提供的具体职业健康与安全培训项目的信息(应包括对负责人和委员会成员现有职业健康与安全胜任力的评估)。

- **工作场所和操作规程的风险评估**

描述现有的、常规用于医疗卫生服务中职业健康风险评估的方法,包括所有风险(生物学、化学、社会心理学、工效学、工伤)和具体风险评估项目(如感染预防控制、电离辐射、爆炸和工伤风险),提供相关操作规程。

- **乙肝疫苗和其他疫苗可预防性疾病的免疫接种**

为医务工作者接受免疫接种的相关法规基础和操作规程提供参考:哪类疾病、哪种疫苗、接种率、国家关于医务工作者的免疫接种政策。

- **接触和非工伤事故报告,职业性事故和职业病的记录和报告**

评估关于报告事故与职业接触的现行法规和操作规程(如医疗卫生部门中的血液喷溅、针刺伤、暴力与骚扰、职业性事故、工伤和职业病的报告与记录及其实施情况)。

- **医务工作者中HIV感染、结核病、乙型肝炎和丙型肝炎的诊断、治疗、照护和支持**

确定医务工作者可及的HIV感染、结核病、肝炎服务,以及其他医务工作者职业病的职业卫生服务。

- **信息系统,指标**

指出目前用于监测医疗卫生服务机构在医务工作者职业健康与安全方面绩效的指标(如血液接触、接触后预防的病例、因病缺勤、工伤等)。

- **根据国家法律，对工伤、职业病和职业残疾的赔偿**

提供关于国家职业病名单是否包含影响医务工作者的疾病（如HIV感染、结核病、乙型肝炎、丙型肝炎、接触性皮炎/乳胶过敏、腰背痛等）的信息；说明国家工伤津贴计划和国家医疗保险是否覆盖了医务工作者。

- **研究和评价**

概述近期关于医务工作者职业健康与安全的研究项目；描述关于医务工作者职业健康与安全的现有研究项目和资金。

- **环境卫生**

参考管理医疗卫生照护废物、汞和有害药品的现行法规和主动性措施，评价这些法规和措施是否包括了保护医务工作者的措施以及医疗卫生机构中水、清洁和卫生服务的可及性。

医疗卫生部门中职业健康与安全的利益相关方

提供对医疗卫生部门中利益相关方的分析：①确定公立部门和民营部门的机构（单位、部门）、传统医学、民间团体、医务工作者和用人单位的组织、商业协会、学术机构以及其他与改善医疗卫生部门工作环境利益相关的群体；②根据其在开发和实施医务工作者职业健康与安全项目中的参与度、利益相关程度和影响力程度，将他们分组；③决定每组利益相关方最好的投入和交流方式。

总结发现和空白

总结此评估的主要发现，尤其是主要的职业健康问题和医疗卫生部门职业健康与安全项目在国家和机构层面的现有要素；根据WHO/ILO的全球框架，确定优势、缺点、机遇和限制，并在开发国家项目时予以考虑。

结论和建议

根据与利益相关方的研讨会，提出关于空白的简短结论，并为医务工作者职业健康与安全项目在国家、地方和机构层面要优先考虑实施的行动提出建议。

附录2 医务工作者职业健康与安全的国家政策模式

此模式是一个例子，说明如何在政策文件中描述一个国家项目，并由负责管理国家卫生体系的政府当局批准；这或许还能帮助具有明确卫生系统管理责任的具体管辖区开发地区项目。

医务工作者职业健康与安全的国家政策

卫生部（及劳动部或劳工常任秘书处）（部长或常任秘书）的行政命令，第XX号，YYYY年MM月DD日。

政策陈述

1. XXXX政府中负责MMM的部致力于在卫生系统所有工作场所为所有医务工作者创造一个健康与安全的工作环境。

目标

2. 此政策的目标是根据（YYYY工作中健康与安全法、YYYY公共卫生法、YYYY公共服务法、YYYY职业健康与安全政策）的规定，在卫生系统所有工作场所建立管理职业健康与安全的系统和其他相关政府法规和政策。

范围

3. 此政策适用于卫生系统、公立和民营部门（和军事健康服务？）中所有的工作场所、医疗卫生照护机构以及所有的劳动者。

4. 为了实现此项目的目标：

   a. 卫生系统包括所有以促进、恢复和/或保持健康为主要目的的活动，这些活动根据既行政策，结合人力、机构和资源统一安排；卫生系统通过一系列以改善健康为主要目标的活动，改善其服务人群的健康状况，同时满足人们合法的期望，保护他们免受健康损害。（WHO对卫生系统的定义）

   b. 医务工作者被定义为：所有从事以改善健康为主要目的的工作行动的人，包括健康服务的提供者、健康管理层和支持工作者，他们受雇于卫生系统中的用人单位或为其工作，或在用人单位的指导或监督下工作，其中包括志愿者和学徒。

5. 应根据图3所示框架组织此政策的实施（示例仅供说明目的）：

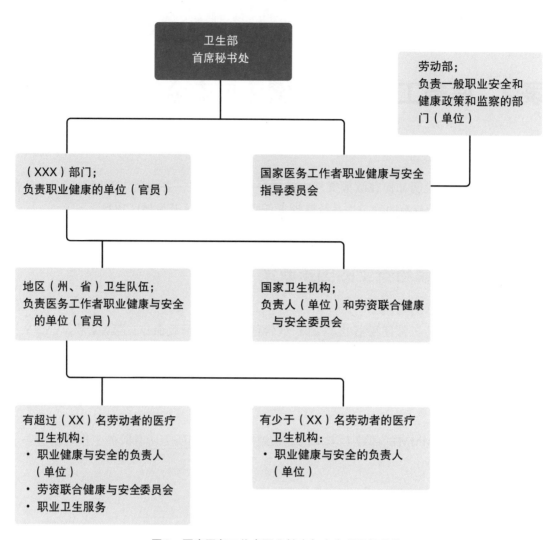

图3　国家医务工作者职业健康与安全项目的结构

国家指导委员会

6. 应由负责卫生的部门（常任秘书处）（与劳动部磋商后或与劳动部合作）下达命令建立卫生系统中医务工作者职业健康与安全的国家指导委员会，领导和协调卫生系统中职业健康与安全的国家活动。

7. 此国家委员会的组成将包括由卫生部（常任秘书处）指派的一位主席和XX位成员、由劳动部（常任秘书处）指派的一位成员，以及由卫生系统中劳动者及用人单位的代表性组织、卫生专家协会（在这里写协会的名字，如医学协会、护理协会等）和医院联合会（在这里写代表民营医疗卫生机构的医院联合会的名字）指派的成员，应在委员会的成员构成中实现性别平衡。

8. 该国家指导委员会的任务应包括：

a. 识别医务工作者健康与安全中最普遍的有害因素及其趋势。

b. 评估和更新有关预防医务工作者职业性有害因素、职业和工作有关伤害及疾病的政策指南。

c. 开发、建立或改善医疗卫生部门中的职业健康与安全管理系统，包括职业卫生服务。

d. 思考并为改善医疗卫生部门工作条件和职业健康与安全提出建议。

e. 就医务工作者职业健康与安全的相关问题为高级决策者提供提案。

f. 与其他政策启动项目和治理法规相衔接，协调这些政策指南的实施。

g. 确保医疗卫生部门中代表公共与民营卫生服务机构的用人单位和劳动者组织的投入。

h. 建立关于医务工作者健康、安全和福祉的国家研究议程。

i. 规划或委托规划职业健康与安全的标准教育和培训，以建设负责职业卫生的管理者和劳动者的能力。

j. 组织促进医务工作者的意识提高的活动。

k. 评估关于医疗卫生部门职业卫生状况的国家报告。

l. 协调为防范和应对突发公共卫生事件的医务工作者及应急救援人员，保护其健康、安全和福祉。

m. 在国家、地区和机构层面为医务工作者制定职业健康与安全能力建设的计划。

n. 起草提案，为职业健康与安全管理系统、服务和活动建立可持续的、有效的融资机制。

9. 此委员会应定期召开面对面的会议（至少每三个月一次），其决策应经协商一致制定（以简单多数通过），且会议的会议记录应交予卫生部（和劳动部）（常任秘书处）。

国家层面负责医务工作者职业健康与安全的单元

10. 卫生部门的（职业卫生）单元将负责管理卫生系统中的职业健康与安全，其职能包括：

a. 开发相关政策和指南，落实保护和促进医务工作者健康、安全和福祉的措施。

b. 与其他国家项目合作，如照护质量、感染预防控制、患者安全、卫生人力管理、职业和环境卫生、突发事件的防范与响应及其他相关项目。

c. 与卫生系统中的劳动者和用人单位代表磋商。

d. 组织国家信息活动，在医务工作者间促进安全的医疗操作规程和健康行为。

e. 在地方和机构层面监测和评估职业健康与安全项目的实施情况。

f. 与国家卫生信息系统合作，组织和管理对数据的收集与对医务工作者健康、安全和福祉趋势的监测。

g. 开发医务工作者健康监护项目，并支持其实施。

h. 组织监测医疗卫生机构对职业健康与安全的法规和标准的依从性。

i. 咨询并在合适时规划医务工作者职业健康与安全所需用品和物资的集中采购。

j. 就医疗机构遵守国家法律和法规的情况与负责职业健康和安全法规执法的政府部门形成联盟，协同工作。

k. 建议并在合适时参与个人防护用品（PPE）、更安全的医疗设备和医务工作者的疫苗的集中采购。

l. 通过资源规划，确保对医疗工作者职业健康与安全资源的有效、高效利用。

地区（省、州）层面的责任

11. 每个（地区、省或州的）卫生管理团队应该指派一个单元（官员），对其管辖区中的医疗卫生机构职业健康与安全管理进行监督和指导。

12. 此负责医务工作者职业健康与安全的（地区、省或州的）单元（官员）应承担如下责任：

    a. 监督医疗卫生机构中劳资联合健康与安全委员会的建立和运行。

    b. 监督所有医疗卫生机构中医务工作者职业健康与安全负责人（单位）的选定和运行。

    c. 在医疗卫生机构中审计职业健康与安全。

    d. 为医疗卫生机构提供技术支持，以确保其对职业健康与安全法规和相关国家指南与标准操作程序的依从性，并在合适时与负责职业健康和安全法规执法的当局形成联盟，协同工作。

    e. 与其他部门、地方当局和利益相关方合作，如工会、医务工作者专业协会和医疗卫生部门中的用人单位（如医院联合会），以促进医务工作者的职业健康、安全和福祉。

    f. 咨询并在合适时监督，将职业健康、安全和福祉的措施整合在医疗卫生机构的建筑设计、建设和重建之中。

    g. 识别医务工作者职业健康与安全方面的培训需求，并根据需求进行规划、提供培训。

    h. 规划和建议分配资源实施医务工作者职业健康与安全项目。

    i. 监测和评估医疗卫生机构中医务工作者职业健康与安全项目的实施情况。

    j. 在医务工作者间组织当地活动，以促进健康行为和安全的医疗操作实践。

    k. 与医疗卫生机构的管理者协同工作，促进预防性文化建设，鼓励对无人员伤害事故、职业病及工伤事故的报告和调查。

    l. 与社区领导合作，促进社区中医务工作者的职业健康与安全，包括社区健康工作者与传统治疗者。

机构层面的责任

13. 尽管《职业健康与安全法》规定了用人单位的责任，医疗卫生机构管理者还应：

    a. 在与劳动者代表磋商后，制定医疗卫生机构中职业健康、安全与福祉的内部规定，并确保公开张贴这些规定，使所有劳动者熟知。

    b. 指派专人负责医疗卫生机构中医务工作者职业健康与安全。

    c. 将职业健康、安全与福祉措施纳入医疗卫生机构的全面管理和行动计划。

    d. 为保护和促进职业健康、安全与福祉规划分配资金与人力资源。

    e. 根据国家的感染预防控制指南，落实医务工作者职业性感染的预防和控制措施。

    f. 在免责环境中鼓励劳动者报告无伤亡事故、职业病和工伤事故。

    g. 规划、招收（合适时）并管理人力资源，以保护和促进职业健康与安全的方式组织工作和物资采购。

    h. 在劳动者中建立预防性文化和充满尊重的工作场所标准，促进安全的医疗操作规程和健康行为。

    i. 在医疗卫生机构建立对工作场所暴力和骚扰（任何语言和身体虐待，包括性骚扰）零容忍的政策和措施，采取措施保护医务工作者安全与保障。

    j. 每年向地区卫生管理团队报告其为保护和促进职业健康、安全与福祉所采取的措施，以及该医疗卫生机构中所登记的无伤亡事故、职业病和工伤事故。

    k. 制定应急程序、意外事件和急救的计划。

l. 与社区领导合作，促进社区中医务工作者的职业健康与安全，包括社区健康工作者与传统治疗者。

14. 尽管医务工作者承担《工作健康和安全法》所规定的劳动者责任，他们还应：

   a. 根据感染预防与控制指南，向医务工作者职业健康与安全的负责人（单位）报告所有因为锐器伤、血液喷溅等接触了血液和体液的事故，以及在工作场所发生的或与工作相关的语言虐待、性骚扰和身体暴力与骚扰事故。

   b. 根据管理者给予的指导，适当使用工作服、制服、防护服和个人防护用品。

   c. 与管理层合作，平等参与保护其职业健康、安全与福祉的制度制定。

15. 当医务工作者有合理、正当理由认为，工作环境对他们的生命或健康构成立即的严重危险时，他们有权利离开此工作环境；劳动者行使此权利时，应保护自身免受任何不当法律后果。

健康与安全委员会

16. 有超过XX名（填写在国家职业健康与安全法规中明确规定的人数）永久劳动者的医疗卫生机构应建立一个劳资联合健康与安全委员会。

17. 此委员会的组成应包括管理者或其代表、根据《职业健康与安全法》第XX条指定的劳动者安全和健康代表，以及机构中职业健康与安全、感染预防控制、人力资源的负责人（单位），如果适当，还应包括来自职业卫生服务机构的专家。该机构的职业健康与安全政策中应明确规定委员会的组成和召开会议的频率。

18. 此委员会应领导本机构职业健康与安全政策的实施，并调查无伤亡事故、职业病、工伤以及劳动者对职业健康与安全问题的不满意情况。

职业卫生服务

19. 有超过XX名永久劳动者的医疗卫生机构应组织职业卫生服务提供者为其提供相关服务，此提供者需要经（卫生部）批准，且配备足够数量具有职业健康领域技术胜任力的人员。

20. 职业卫生服务应为该机构管理者提供支持，以定期进行工作场所风险评估，参与新器材、新工具和新工作方法的选择，开展就业前、定期和离职时的劳动者医学体检，进行疫苗接种，采取职业接触后预防措施，为劳动者提供培训和工作健康与安全指导，为医务工作者提供初级卫生照护。

21. 应根据WHO指南或相应的国家指南，为所有处于风险中的医务工作者免费提供乙型肝炎疫苗及工作场所中其他可预防疾病的就业前和可持续的免疫接种，并确保所有处于血液接触风险的劳动者（包括清洁工和废物处理者）都已经接种三剂乙型肝炎疫苗。

22. 应根据WHO/ILO/UNAIDS指南或相应的国家指南，采取相关措施，确保所有医务工作者对职业性感染（如HIV感染、结核病、乙型肝炎、丙型肝炎与COVID-19）的诊断、治疗、照护和支持的可及性。

对医务工作者的社会健康保护

23. 应根据《YYYY 年劳动者赔偿法》，医务工作者有权获得工作相关伤残赔偿。该机构的职业健康与安全负责人（单位）和/或职业卫生服务必须与用人单位一同向负责劳动者职业病和工作事故赔偿的当局提交报告。

24. 应根据（此处明确写出包括公共和民营在内、不同种类的医疗卫生机构适合的法规），给医务工作者提供医疗保险，保障健康服务全覆盖。

医务工作者的医学监护

25. 所有医务工作者应获得具有以下目的的医学监护：

    a. 评估劳动者在就业前、就业期间和就业后的健康状况。

    b. 在调动至另一个工作领域前，查明劳动者的健康状况。

    c. 查明组织内医务工作者的就业岗位。

    d. 确保已患有职业性疾病或已接触有害因素的劳动者早期得到足够的医疗照护，以预防任何并发症。

    e. 提供有助于确定和证明劳动者应获得赔偿的信息。

    f. 为未来与劳动者健康与安全相关的流行病学研究提供匿名数据。

    g. 监测接触了职业性有害因素的医务工作者，以早期发现其不良的健康影响。

26. 此医学监护应包括：

    a. 就业前和上岗前的医学体检，以确保此劳动者适合从事此工作，不对自己及其同事带来风险，并确定其初始健康状况；在调动或安排劳动者从事有害工作前，要求对其进行上岗前医学体检。

    b. 开展定期医学体检，以识别工作可能产生的健康影响和疾病，并据此要求改善医务工作者的工作场所或工作组织。

    c. 重返工作/因病缺勤后的体检，以确保曾因疾病长时间缺勤的劳动者现在适合从事其之前的工作，对于不适合回到其日常岗位的劳动者，应促进其康复，推动临时或永久的工作重新安排。

    d. 离职时的医学体检，以识别在医疗卫生机构就业期间获得的可能疾病和工伤。

27. 医务工作者因其工作活动或在工作活动期间获得的下列疾病应予以上报：

    a. 医务工作者中的结核病、HIV 感染、乙型肝炎和丙型肝炎、COVID-19、霍乱和其他传染病病例应根据（公共卫生法）进行调查和报告。

    b. 医务工作者中，国家职业病名单上的职业病和工伤病例应向（劳动者赔偿管理局/工伤保险）报告。

28. 应在所有层面上采取具体措施，鼓励和创造免责环境，让劳动者向其直接主管报告以下事件：

    a. 感染预防控制指南中要求报告的血液和体液接触、锐器伤、血液喷溅等事件。

    b. 工作场所中或与工作相关的语言虐待、性骚扰和身体暴力与骚扰，以及对医务工作者的攻击。

    c. 劳动者感觉可能对其健康与安全带来危险的情境。

培训和教育

29. 医疗卫生机构中劳资联合健康与安全委员会的成员和职业健康与安全的负责人（单位）应经过卫生服务工作场所改善方面的培训，此培训至少包括XX个面授课时，并每隔X年开展进修培训。

30. 应将职业健康与安全纳入医学、护理学和助产学、环境卫生学、口腔医学、药学及其他卫生和卫生辅助专业的本科和研究生培训课程。

风险评估和控制

31. 医疗卫生机构应定期（至少一年一次）开展对所有工作场所的风险评估，要考虑到具体性别特点和弱势工作者（包括残疾劳动者）的特殊需求；还应在引入新的工作场所、工作台、工序和工作组织计划时开展风险评估。

32. 该工作场所风险评估应识别现有或潜在的职业性有害因素、测试其控制水平及控制措施的效果，并据此提出改进建议。

33. 该风险评估应在劳资联合健康与安全委员会成员的平等参与下，由职业健康与安全的负责人（单位）开展，记录其评估结果，并将结果提交至医疗卫生机构管理者和劳资联合健康与安全委员会。

34. 医务工作者必须应向其直接主管报告任何他们有合理理由认为对其生命或健康构成了立即和严重危险的情况。必要情况下，在用人单位采取纠错措施之前，用人单位不能要求劳动者重返对生命或健康有持续性或立即和严重危险的工作环境中。

监测机构、地方和国家层面的绩效

35. 必须通过收集以下指标的数据和趋势，测量和监测卫生系统中职业健康与安全的绩效（指标要适合该国情）：

a. 机构层面的指标（按年度计算）

- 已报告的血液接触事故的数量（血液喷溅、针刺伤、锐器伤）。
- 已报告的暴力与骚扰事故的数量（身体、语言和性骚扰）。
- 因腰背痛导致病假的例数和因病损失的工作天数。
- 已报告的工伤事故数。
- 已报告的疑似职业病病例数，如结核病、乙型肝炎和丙型肝炎、COVID-19及其他职业获得性感染、腰背痛、乳胶过敏以及其他疾病（根据《ILO职业病名单（2010年）》，或在适用的国家职业病名单中明确列出的疾病）。
- 需要接触后预防的病例数（HIV和乙肝或丙肝病毒）。
- 机构中是否设有劳资联合健康与安全委员会及其会议召开次数。

- 预防性体检的医务工作者数。
- 是否设有医务工作者职业健康与安全的负责人（单位）。
- 巡查（开展风险评估）的次数。
- 用于职业健康与安全（人力资源、培训、安全用具、个人防护用品、信息材料等）的资金。

b. 地区层面的指标（按年度计算）

- 覆盖职业健康与安全的医疗卫生机构监察的数量。
- 医疗卫生机构关于职业健康与安全的培训课程的数量（职业健康与安全负责人-单位和职业健康与安全委员会的成员）。
- 接受了职业健康与安全培训的医务工作者数量。
- 用于职业健康与安全上的资金（人力资源、培训、安全设备、个人防护用品、信息交流材料等）。
- 设有指定的医务工作者职业健康与安全负责人（单位）的医疗卫生机构的数量。
- 拥有XX名以上永久劳动者的、并已建立劳资联合健康与安全委员会的医疗卫生机构的数量。

c. 国家层面的指标

- 拥有XX名以上永久劳动者并已建立劳资联合健康与安全委员会的医疗卫生机构的占比。
- 有指定的医务工作者职业健康与安全负责人（单位）的医疗卫生机构的占比。
- 其职业健康与安全受地区卫生官员和职业健康与安全督察员监察的医疗机构的占比。
- 血液接触（如血液喷溅、针刺和锐器伤）事故的发生率：每1000名医务工作者中报告发生血液接触事件的人数。
- 暴力与骚扰（即身体上、语言上和性骚扰）的发生率：每1000名医务工作者中报告遭受暴力事件的人数。
- 因腰背痛请病假的发生率：每1000名医务工作者中因腰背痛请病假的人数。
- 工伤事故的发生率：每1000名医务工作者中报告的工伤事故例数。
- 职业病的发生率：每1000名医务工作者中登记的职业病例数。
- 医疗卫生机构中接受了职业健康、安全和福祉培训的医务工作者总数。
- 医疗卫生部门中国家医务工作者职业健康与安全指导委员会的会议召开次数。
- 预防性医学检查所覆盖的医务工作者的占比。
- 接收了接触后预防（如HIV接触）的病例总数。

过渡性规定和实施

36. 政策指南应该在（日期）生效，应按以下要求采取措施：

    a. 在国家层面：（一）年内。

    b. 在地区层面：（两）年内。

    c. 在机构层面：（三）年内。

37. 卫生部将发布用于实施此政策的指南和标准操作程序，并将组织对地区和机构官员进行职业健康、安全和福祉的培训。

38. 卫生部与国家利益相关方合作，应组织医务工作者开展关于此政策、预防性文化与充满尊重的工作场所的意识提升和信息的活动。

39. 卫生部应与劳动部（和负责地方当局的部门）合作，制定实施此政策的计划。

40. 应将医务工作者的职业健康与安全措施纳入到绩效评估和机构评级工具中。

41. 应将优先改善医务工作者职业健康与安全纳入到卫生人力管理和照护质量与安全（照护质量、患者安全、感染预防与控制）的国家战略中。